李士懋田淑霄医学全集

伤寒论冠名法求索

李士懋　田淑霄　著

中国中医药出版社

·北 京·

图书在版编目（CIP）数据

伤寒论冠名法求索 / 李士懋，田淑霄著 . —北京：中国中医药出版社，2015.1

（李士懋田淑霄医学全集）

ISBN 978-7-5132-2386-7

Ⅰ . ①伤… Ⅱ . ①李… ②田… Ⅲ . ①《伤寒论》—研究 Ⅳ . ① R222.29

中国版本图书馆 CIP 数据核字（2015）第 016342 号

中国中医药出版社出版

北京市朝阳区北三环东路 28 号易亨大厦 16 层

邮政编码 100013

传真 010 64405750

廊坊市三友印刷有限公司印刷

各地新华书店经销

*

开本 880×1230 1/32 印张 9 彩插 0.5 字数 208 千字

2015 年 1 月第 1 版 2015 年 1 月第 1 次印刷

书号 ISBN 978-7-5132-2386-7

*

定价 29.00 元

网址 www.cptcm.com

内容提要

　　本书是河北中医学院李士懋、田淑霄教授运用其"溯本求源、平脉辨证"学术思想对《伤寒论》进行的逐条解读。

　　李士懋、田淑霄教授始终把中医经典视为根本，尤对《伤寒论》反复研读。从领悟仲景是如何创立辨证论治体系入手，探究运用《伤寒论》之提纲挈领奥秘。

　　李士懋、田淑霄教授认为：仲景将外感内伤揉在一起，名之曰《伤寒杂病论》，需要从中提炼出一个共同的辨证论治体系。仲景按疾病的性质、病位、程度、病势之不同，进行多层次分类，并据分类加以冠名，遂创立了辨证论治体系。反过来，据其冠名规律，即可知疾病的性质、病位、程度、病势，就可提纲挈领，纲举目张，全局在胸。

　　李士懋、田淑霄教授独创性地提出：仲景辨证论治体系的奥秘，隐于《伤寒论》冠名法中，因而欲登堂入室，就须领悟仲景冠名法的奥秘。这是《〈伤寒论〉冠名法求索》一书的核心特色。

　　本书适合中医临床医生、中医研究人员、教学人员和中医学子阅读。

作者简介

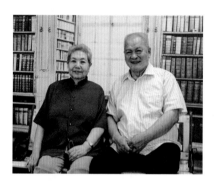

李士懋，男，1936年生于山东省黄县，1956年毕业于北京101中学，1962年毕业于北京中医学院（现北京中医药大学）。现任河北中医学院（曾名：河北医科大学中医学院）教授、主任医师、博士生导师，为第二、三、四批全国老中医药专家学术经验继承工作指导老师。2008年获河北"十二大名医"称号。

田淑霄，女，1936年生于河北蠡县，1956年毕业于北京实验中学，1962年毕业于北京中医学院。任河北中医学院教授、主任医师、硕士生导师、中医临床博士生导师。享受政府特殊津贴。第三、四批全国老中医药专家学术经验工作指导老师。2008年获河北"十二大名医"称号。2014年获"国医大师"称号。

李士懋、田淑霄教授夫妻相濡以沫，从医50年来，二人合著以"溯本求源、平脉辨证"为主线的十几本专著，纂为《李士懋田淑霄医学全集》。

前　言

　　我们从医50余年来，曾东一耙子西一扫帚地写了十几本专著，皆有感而发。今应中国中医药出版社之邀，经修改、增删、重新编排，纂为《李士懋田淑霄医学全集》。抚思所著，始终有一主线贯穿其间，即"溯本求源，平脉辨证"。

　　当前，由于国家的重视、支持，中医呈现空前大好机遇，然亦面临生死存亡的挑战，此非耸人听闻，而是现实的危险。其原因固多，而中医队伍学术思想混乱乃一死穴。学术思想的混乱，集中表现于辨证论治这一核心特色上，众说纷纭，莫衷一是，令人迷茫。难怪一些中医老前辈振臂高呼"中医要姓中"，几千年的中医学如今连姓什么都不知道了，岂不哀哉！

　　怎么办？我们在半个多世纪领悟经典、临床磨砺、苦苦求索的基础上，提出"溯本求源，平脉辨证"。辨证论治是中医的核心特色，我们更提出"平脉辨证"是辨证论治体系的精髓、灵魂。贯穿全部拙著的主线为"溯本求源，平脉辨证"；指导我们临床诊治的亦此主线；

自古以来，中医著作汗牛充栋，衡量其是非优劣的标准亦此主线；判断当今诸多学说、著作、论文、科研成果是非高下的标准仍为此主线。只有高举"溯本求源，平脉辨证"这面大旗，才能使中医的传承发扬走上康庄大道。吾等已垂垂老矣，尚奋力鼓呼，缘于对中医学的难解情缘。

全集共分七个部分：

第一部分为溯本求源，包括《平脉辨证仲景脉学》（含此前已经发表过的《溯本求源，平脉辨证》理论部分及新撰写的"仲景脉学求索"）《伤寒论冠名法求索》《平脉辨证经方时方案解》，主要谈仲景是如何创立并应用辨证论治体系的。

第二部分为脉学研究，主要为《平脉辨证脉学心得》（含以前已经发表过的《脉学心悟》《濒湖脉学解索》及《溯本求源，平脉辨证》脉案部分）。主要谈我们在脉学方面的一些见解。

第三部分为平脉辨证这一体系的实例印证，包括《平脉辨证治专病》（含此前已经发表过的《冠心病中医辨治求真》《中医临证一得集》的专病部分）《田淑霄中医妇科五十六年求索录》《平脉辨证传承实录百例》。

第四部分为平脉辨证温病研究，主要为《平脉辨证温病求索》（包括以前发表过的《温病求索》和新撰写的《叶天士温热论求索》《薛生白湿热论求索》）。

第五部分为平脉辨证治疗大法求索，包括《论汗法》（含此前已经发表过的《汗法临证发微》)《火郁发之》。

第六部分为医案选编，主要为《平脉辨证相濡医案》（含此前已经发表过的《相濡医集》的医案部分）。

第七部分为论文选编，主要为《平脉辨证相濡医论》（含此前已经发表过的《相濡医集》的医论部分）。

编纂《李士懋田淑霄医学全集》之际，对已刊出拙著全部进行修改、删增、重新编排，又增部分新撰写的论述。目的在于竖起"平脉辨证"这一旗帜，引领中医走上振兴之康庄大道。

李士懋　田淑霄

2014 年 9 月

书于相濡斋

序

抚思一生，因在校时受秦伯未、任应秋、陈慎吾、刘渡舟等诸恩师教诲，始终把中医经典视为根本，尤对《伤寒论》反复研读，总觉流散无穷，如坠万里云雾。花甲之后，又从领悟仲景是如何创立辨证论治体系的入手，才渐有提纲挈领之感。

仲景将外感内伤揉在一起，名之曰《伤寒杂病论》。而外感内伤百病纷纭繁杂，揉在一起无疑是一大堆乱麻，欲从中提炼出一个共同的辨证论治体系，难于登天。

"科学者，分科之学也"，仲景正是遵循了这一原则，按疾病的性质、病位、程度、病势之不同，进行多层次分类，并据分类加以冠名，遂创立了辨证论治体系。反过来，据其冠名规律，即可知疾病的性质、病位、程度、病势，就可提纲挈领，纲举目张，全局在胸。

仲景辨证论治体系的奥秘隐于《伤寒论》冠名法中，因而欲登堂入室，就须领悟仲景冠名法的奥秘，故撰《伤寒论冠名法求索》一书，抛砖引玉而已。

李士懋　田淑霄

2014 年 4 月书于相濡斋

我们毕生献身于中医事业，也深深地热爱中医事业。愿中医学发扬光大，再创辉煌，光耀世界。

——李士懋　田淑霄

目录

CONTENTS

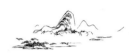

引言 ……………………………………………… 1

第一章　太阳病上篇冠名法求索 ……………………… 3

第二章　太阳病中篇冠名法求索 ……………………… 30

第三章　太阳病下篇冠名法求索 ……………………… 95

第四章　阳明病冠名法求索 …………………………… 141

第五章　少阳病冠名法求索 …………………………… 201

第六章　太阴病冠名法求索 …………………………… 208

第七章　少阴病冠名法求索 …………………………… 214

第八章　厥阴篇冠名法求索. …………………………… 242

第九章　辨霍乱病脉证并治 …………………………… 272

第十章　辨阴阳易、差后劳复病脉证并治 …………… 279

跋 ……………………………………………………… 284

引　言

　　仲景将外感内伤百病揉在了一起，然百病纷纭繁杂，汇集在一起，无疑是一大堆乱麻，欲从中提炼出一个完整、系统、严密的辨证论治体系，必然有个缜密的构思与布局。追溯这一构思与布局，有助于深入领悟仲景辨证论治体系。

　　张仲景为什么不把外感与内伤分开来写，那样岂不更清晰、容易？因外感与内伤是紧密相关的，外感病可转化为内伤病，内伤病又易引发外感，二者难以截然分开，故将二者揉在了一起，则其辨证论治体系，必然涵盖外感内伤百病。

　　仲景首先依《内经》理论，将外感内伤百病分为阴阳两大类。但阴阳有多寡进退，又进而分为六病。三阳为阳病，太阳为阳盛，阳明为阳极，少阳为阳始衰，为半阴半阳。三阴为阴病，太阴为至阴，少阴为阴中之阴，可寒化热化，厥阴为阴尽阳升之脏，寒热错杂，亦有寒化热化两途。六病之下，又有阴阳进退，相兼传变，故又再次分类，直分到每个病人不同时空具体的证，此即辨治的个体化。在严格分类的基础上，予以冠名，若知其名，则晓其性质、病位、程度、病势，可提纲挈领，纲举目张。

　　犹如军队，可分为海陆空三军，陆军又可分为步兵、炮兵、装甲兵等，炮兵又分瞄准手、炮手、装弹手等。知某部队是炮兵，则推知其装备是火炮，其作用为火力覆盖。愈分愈细愈精确，则作战时更易发挥其作用。辨证论治之分类，意同军队。

《伤寒论》398条，太阳病独大，分列三篇。度仲景之意，在于以太阳病为例，详论六病之相兼、传变、转化，其他五病尽皆仿此，故太阳独大，他篇不复赘也。

太阳上篇第1～11条，属《伤寒论》之纲领。其他各条主要讲太阳中风的桂枝汤证及其传变。中篇主要讲太阳伤寒的麻黄汤证及其传变。下篇主要讲太阳病之坏证，以结胸与痞为例。

阳明篇以"胃家实"为纲，讲阳明之热证。

少阳篇讲胆与三焦之半阴半阳、半虚半实证。

少阴篇主要讲心肾阳衰及少阴之热化。

太阴篇主要讲脾肺虚寒证。

厥阴篇主要讲肝与心包之寒热错杂及其寒化热化。

以上即《伤寒论》总体构思与布局，在六病基础上，又进行多层次的逐级分类，遂构成了《伤寒论》完整的辨证论治体系。明此规律，则纲举目张，方不致如坠万里云雾，流散无穷。

第一章　太阳病上篇冠名法求索

太阳病上篇共30条。

第1～11条为《伤寒论》全书的纲领，具有统领、指导全书辨证的意义。

第12～30条主要论桂枝汤证及其变证。

【第1条】太阳之为病，脉浮，头项强痛而恶寒。

按：

1.此条为太阳病提纲证，概括了太阳病的共同特征，故以"太阳病"为名冠之。太阳为六经之藩篱，主六经之表，故首论太阳病。

2."太阳病"是指广义伤寒，还是狭义伤寒？曰："此乃广义伤寒。"

《素问·热论》曰："今夫热病者，皆伤寒之类也。"

《难经·五十八难》曰："伤寒有五，有中风，有伤寒，有湿温，有热病，有温病。"

太阳病，三纲鼎立，太阳伤寒，乃太阳表寒实证；太阳中风，乃虚人外感，为表虚证；温病初起，乃外感表热证，初起也恶风寒，故亦以太阳病为名冠之。因其传变迅速，瞬即但热不寒，传入阳明，故温病主要在阳明篇论之，其他各篇散在。

所以，此太阳病，乃指广义伤寒而言。

3. 关于太阳表证、特征的探讨

仲景提出太阳表证特征有四：

（1）脉浮问题

太阳表证一定脉浮吗？

俗皆云："表证脉浮，浮脉主表"，其实未必！

①伤寒表证脉不浮，反以沉者为多见。正如《脉诊抉微》所云："表寒实者，阳气不能外达，脉必先见沉紧。"又云："岂有寒痹腠理，营卫两郁，脉有不见沉者乎。"诚是。

②太阳中风脉可不浮

因太阳中风，其本质是正虚感受外邪，属虚人外感。正虚，血脉充盈鼓荡无力，脉可不浮；然虚人感受风邪，风为阳邪，且气虚易动，亦可见脉浮。

③温病初起脉可不浮

温病，是温邪上受，从口鼻而入，首先犯肺，而不是首犯肌肤皮毛。温邪犯肺，肺气膹郁，肺失宣发，气血不得敷布，因而脉沉。因阳郁化热，故典型之脉为沉而躁数。

可见，脉浮，并非太阳病必见之特征。

那么太阳表证，何时方见脉浮呢？待阳郁而伸时，脉方见浮。

（2）头痛问题

头痛原因众多，不可一见头痛就云外感，但也不能无头痛就认为不是外感。

（3）项强问题

经腧不利，固可项强，然非必项强，无项强，也不能否认无表证。

（4）恶寒问题

恶寒，是表证的主要特征，俗云："有一分恶寒有一分表。"

"而恶寒"，何以不连着写下来，独在恶寒之前加个而字呢？乃强调之意，意即不仅脉浮，头项强痛，而且必须见恶寒。因恶寒一症，是判断表证存在与否的关键特征，此可以从以下条文中得到进一步证实。

第 120 条："太阳病，当恶寒发热。"

第 121 条："太阳病吐之，但太阳病当恶寒。"

第 134 条："太阳病，脉浮而动数……而反恶寒者，表未解也。"

第 234 条："阳明病，脉迟，汗出多，微恶寒者，表未解也。"

第 164 条："伤寒大下后，复发汗，心下痞，恶寒者，表未解也，不可攻痞，当先解表。"

第 146 条："伤寒六七日，发热微恶寒……外证未去者。"

第 3 条："太阳病，或已发热，或未发热，必恶寒，体痛呕逆，脉阴阳俱紧者，名为伤寒。"

为何恶寒？

《金匮要略·水气病脉证并治》曰："阳气不通即身冷，阴气不通即骨疼，阳前通则恶寒，阴前通则痹不仁。"前，剪也，断也。

太阳病恶寒的特点：

①初起即见；

②持续不断；

③寒热并见；

④伴其他表证。

【第2条】太阳病，发热，汗出，恶风，脉缓者，名为中风。

按：

1.此乃太阳中风之提纲证，故以太阳中风为名冠之。太阳病，当属三级冠名，太阳中风为四级冠名。

一级冠名为"病""病人"，涵盖外感内伤所有的病。

二级冠名为"伤寒"，是泛指外感病，伤寒为外感病之总称。

三级冠名为"六病"，伤寒之下，又分六病，故以六病冠名者，皆属三级冠名。

太阳中风为四级冠名，因太阳病中，又分太阳伤寒、太阳中风、温病，故太阳中风为四级冠名。

2.本条为太阳中风之提纲证，其临床特点，当具太阳病的特点，又具太阳中风的特点，方称为太阳中风。

太阳中风的实质是虚人外感，正虚又感受外邪。至于是受风还是受寒，不着意其直接致病因素，而是"审证求因"，凡具备上述特征者，即为太阳中风。

3.太阳中风的特点为：脉弱、有汗、畏风、发热。此即虚人外感的特征。

【第3条】太阳病，或已发热，或未发热，必恶寒，体痛，呕逆，脉阴阳俱紧者，名为伤寒。

按：

1.此乃太阳伤寒之提纲证，故以太阳病为名冠之。属四级分类。

2.太阳伤寒的特征为恶寒、体痛、脉紧。

何以恶寒？寒束热郁故恶寒。

何以体痛？寒束，阳气不通而体痛。

何以已热或未热？外感之恶寒先于发热出现，继而寒热并见。

何以呕逆？寒束于表，胃气上逆而呕。

3.脉阴阳俱紧，没有强调脉浮。寒束，脉可不浮；阳郁而伸时，脉方浮。不见得邪在表而脉都浮。

阴阳俱紧：浮为阳，沉为阴；寸为阳，尺为阴。此紧，乃寸尺浮沉皆紧。

何以紧？寒束，血脉蜷缩、绌急也。

《素问·举痛论》曰："寒客脉外则脉寒，脉寒则缩蜷，缩蜷则脉绌急，绌急则外引小络，故卒然而痛。"

脉沉弦拘紧，即为痉脉，是寒客的主要指征。

《素问·缪刺论》曰："夫邪之客于形也，必先舍于皮毛；留而不去，入舍于孙络；留而不去，入舍于络脉；留而不去，入舍于经脉，内连五脏，散于肠胃，阴阳俱感，五脏乃伤，此邪之从皮毛而入，极于五脏之次也。"邪不仅在外，亦可入内！

寒邪直入三阴，形成脏腑之寒痹，皆当汗而解之。

【第4条】伤寒一日，太阳受之，脉若静者，为不传，颇欲吐，若躁烦，脉数急者，为传也。

按：

1.此以"伤寒"冠名，指广义伤寒，凡外感热病传与不传，皆依此判断。推而广之，此条对杂病亦适用。

2.伤寒传变与否的判断标准有二：一是以脉来断，一是以症来断。

数急，即躁脉，乃热邪亢盛，阳盛无阴之脉，故热邪深传。

脉贵和缓。静者，即和缓之脉，脉缓，乃正气强，胃气盛，或为邪退正复之脉，故不传。

症：吐乃少阳见症，躁烦乃阳明热盛，或邪传于其他脏腑者，据症，可推知传也。

脉与症孰重？脉为重！

【第 5 条】伤寒二三日，阳明、少阳证不见者，为不传也。

按：

1. 以伤寒为名冠之，当指广义伤寒而言。

2. 二三日，言外感病，当一日太阳，二日阳明，三日少阳，此仅就一般传变规律而言，日数当活看。若已然二三日，按一般规律，太阳当传阳明、少阳，至于传少阳、阳明，还是传入其他脏腑，尚要据临床具体情况而断。若已二三日，未见阳明、少阳证，则为不传也。

3. 传变否，这是病势。高明的医生，不仅要了解患者的现状，还应掌握患者的病势，即对病要有吉凶顺逆的判断，才能把握全局，高屋建瓴，治未病，扭转病势。这条原则，不仅适用于外感，内伤亦然，当举一反三。

【第 6 条】太阳病，发热而渴，不恶寒者，为温病。若发汗已，身灼热者，名风温。风温为病，脉阴阳俱浮，自汗出，身重，多眠睡，鼻息必鼾，语言难出。若被下者，小便不利，直视失溲；若被火者，微发黄色，剧则如惊痫，时瘛疭，若火熏之，一逆尚引日，再逆促命期。

按：

1. 本条谈温病，为什么以太阳病冠名？因广义伤寒包括温病。

已然不恶寒了，为何仍以太阳病名之？温病初起之卫分证，亦恶风寒，即使此恶风寒轻微、短暂，亦具备太阳表证的特征，故仍以太阳病冠名。

2. 风温的概念：此风温，乃指因温热之邪而肝风内动者，称为风温，自有别于后世温病分类中的风温病。

3. 何以知肝风内动？直视、惊痫、瘛疭等，皆为肝风之象，故称风温。

4. 仲景详于寒而略于温吗？非也。但热不寒，已属阳明，正如第182条所云："阳明病外证云何？答曰：身热，汗自出，不恶寒，反恶热也。"

因温病恶寒轻且短暂，迅即传入阳明，故《伤寒论》将温病放入阳明篇论之，正如陆九芝所云："阳明为成温之渊薮。"

后世温病学的确对《伤寒论》有许多重大发展，若以后世已成熟的温病学来衡量仲景论温病，因而言仲景略于温，是欠妥的，毕竟温病的理论渊源乃肇端于伤寒。若因温病肇端于伤寒，而要寒温合一，仿佛把已降生的婴儿还要塞回母腹之中，亦大可不必。

5. 本条中已概要描述了温病发展、传变的过程。身灼热，阳热盛也。神志障碍：嗜睡、意识朦胧、语言难出、直视惊痫。呼吸障碍：息鼾。肾功能障碍：小便不利、失溲。肝功损害：微发黄色。

6. 温病忌汗

发汗已的变证，身灼热。吴鞠通曰："温病忌汗，汗之不唯不解，反生他患。"杨栗山云："温病发汗，如抱薪救火。"

7. 汗变可见：热炽深传，上灼下迫，内传营血，伤阴，伤气伤阳等。

8. "被下者，小便不利，直视失溲"

温病下不嫌早，初起也可下，如升降散：白僵蚕、蝉蜕、姜黄、生川大黄，研匀，分2～4次服，酒两盅，蜜一勺，调匀冷服。初起，憎寒壮热即可下；下利亦可下，因是郁热，下之给邪以出路。

9.禁火、熏

"若被火者，微发黄色，剧则如惊痫，时瘛疭；若火熏之，一逆尚引日，再逆促命期。"

火针、艾灸、热熨、熏蒸皆助热，非所宜。

10.误治，当活看，假如误治，意在引出下文而已，不误治，也可有上述传变。

【第7条】病有发热恶寒者，发于阳也。无热恶寒者，发于阴也。发于阳，七日愈。发于阴，六日愈。以阳数七阴数六故也。

按：

1.本条以"病"冠名，意指所有的病，而非特指某一类或某一种病。

"发于阳也"与"发于阴也"是以阴阳为纲，区分疾病的属性。

2.如何分辨疾病的阴阳属性？仲景于本条中提出以寒热为区分的标准。"发热恶寒者，发于阳也。无热恶寒者，发于阴也。"

何谓热？中医所讲的发热，是指一组特异症状而言，如身热、发热、烦躁、口渴、溲黄便干、舌红苔黄、脉数等。至于体温高不高？可高可不高，不以体温高低为判断唯一标准。若外感发热，一般体温都高；若属内伤发热，则体温未必高。中医所指的热，是疾病的性质，而非某一症状。

何谓恶寒？即身发冷、恶寒。这种恶寒可全身恶寒，亦可局部恶寒，如背微恶寒等。这种恶寒，得衣向火而不解。若阳气虚衰之寒，称畏寒，得衣向火而缓、而解。

若"病"，即外感内伤诸病，发热恶寒并作者，此为阳证。这个"阳"即指病的性质属阳证，亦可指病位在阳位。或二者并指。若单寒无热者，此为阴证，乃指疾病的性质而言，既包括寒实证，亦包括虚寒证，其病位或在表，或在里，无特指。

阴证阳证之分，寒热固为区分指征之一，但关键在脉诊，见阳脉者即阳证；见阴脉者即阴证。

【第8条】太阳病，头痛至七日以上自愈者，以行其经尽故也。若欲作再经者，针足阳明，使经不传则愈。

按：

1. 以太阳病为名冠之，乃言外感表证自愈之期。至七日以上自愈，这是太阳病自然病程的愈期。所谓自然病程，即对太阳病未加干预，自然的病程，一般七日可向愈。

2. 如何自愈？是由于正气尚强，拒邪深传，且有驱邪外出之能力，故可自愈。仲景的解释是："行其经尽故也。"从字义上解，仿佛指邪气自侵犯太阳经表开始，七日在太阳经已传遍，故至七日自愈。什么意思？是外邪从头至背至足已遍传一遭吗？此话难解。此时邪在太阳经之势已衰，并未传他经。

3. 针足阳明的目的，可振奋阳明之气，使太阳之邪不得内传阳明，亦有治未病之意，与"知肝传脾，当先实脾"理同。

4. 太阳病自愈，何以独言头痛？因头痛乃太阳病主症之一，故以头痛标之。此亦受《素问·热论》"七日巨阳病衰，头痛少愈"的影响。

【第9条】太阳病，欲解时，从巳至未上。

按：

1. 以太阳病冠名，乃言外感表证向愈之时。

2. 巳至未上，大约白天9～15时，此时阳气盛，为阳中之阳，助人体驱邪，故欲解。此"天人相应"之说。

【第10条】风家，表解而不了了者，十二日愈。

按：

1. 风家：指屡患太阳中风之人。何以不言寒家？因风为百病之长，屡患外感，故称风家。

2. 屡患太阳中风而不愈者，恒因正未复，邪未除，必愈期延宕，故十二日愈，此亦约数。

【第11条】病人身大热，反欲得衣者，热在皮肤，寒在骨髓也；身大寒，反不欲近衣者，寒在皮肤，热在骨髓也。

按：

1. 以"病人"为名冠之，乃泛指百病，无论外感内伤，皆涵盖其中。

2. 此为真寒假热之鉴别。但以欲近衣与不欲近衣为鉴别指征，并不准确。真热假寒者，因热郁于内，阳气不得外达，外失阳之温煦而恶寒，亦欲近衣。阴盛于内，虚阳浮越于外，身热并不欲近衣，欲卧泥地，欲入井中，后有医案为证。

寒热真假当以何别之？脉也。真热假寒者，火热郁伏于内，脉当沉而躁数，重者，脉沉、细、小、涩、迟乃至厥，其中必有一种躁动不宁之感。阴盛于内阳浮于外者，脉浮、大、数，然按之虚，以此别之。

3.舌可靠吗？不准，需以脉解舌，真热者，多舌红绛干敛，然亦有胖淡者，如血液病、出血性疾病，此热邪耗血动血。假热者，舌多胖淡，然亦可红暗绛紫干敛无苔而裂者，因阳虚血凝而绛紫，阳虚不能蒸腾津液而舌干敛无苔。

【第12条】太阳中风，阳浮而阴弱。阳浮者热自发；阴弱者汗自出。啬啬恶寒，淅淅恶风，翕翕发热，鼻鸣干呕者，桂枝汤主之。

按：

1.本条为典型的太阳中风桂枝汤证，故以"太阳中风"为名冠之。当具备第2条的特点："发热汗出，恶风脉缓。"

2.脉"阳浮而阴弱"

阴阳有二解，浮为阳，沉为阴；寸为阳，尺为阴。此脉乃指浮沉而言，此即"举之有余，按之不足"之浮脉。若以寸尺解阴阳，则寸浮尺弱，乃肾虚阳浮于上之证，非桂枝汤所宜。

阴弱，乃沉取所见，示里之正气已然不足，此正是虚人外感之脉，桂枝汤的作用乃扶正祛邪，安内攘外。

3.为何发热恶风寒

正虚受风，阳气浮于外致发热、自汗。正虚，风邪乃入，致恶风寒。

肺合皮毛，皮毛受邪，肺气不利，肺窍不通而鼻鸣；胃气上逆而干呕。

4.桂枝汤，轻补阴阳，有外邪者，扶正祛邪；无外邪者，调补阴阳，虚劳八方，皆桂枝汤加减。

【第13条】太阳病，头痛，发热，汗出，恶风，桂枝汤主之。

13

按：

1. 本条是以头痛为主的不典型的桂枝汤证，属太阳病范畴，故以太阳病为名冠之。

2. 太阳经起于目内眦，上额交巅，入络脑，风邪外袭，经脉不利，故头痛。

3. 阳经皆有头痛，何以知为太阳中风？脉浮弱，且发热、汗出、恶风，故知之。

【第14条】太阳病，项背强几几，反汗出恶风者，桂枝加葛根汤主之。

按：此条桂枝汤证兼经腧不利，予桂枝汤加葛根，何不称太阳中风，而曰太阳病？

桂枝汤证本应汗出恶风，本条何以加"反"字？合观第31条则自明。

第31条云："太阳病，项背强几几，无汗恶风，葛根汤主之。"葛根汤是桂枝加葛根汤中，更加麻黄三两而成。此乃寒痹经腧而项背强几几，本不应有汗，反而汗出，故曰反。为何反汗出？缘于营卫两虚较明显，故汗出，仅加葛根解肌，宣通经气，而不用麻黄之散寒发汗。

因本证既有太阳中风之营卫两虚而受风，又有微寒客于经腧而项背强几几，若以太阳中风名之，涵盖不了寒客经腧；若以太阳伤寒名之，又包括不了桂枝汤证之营卫两虚，不论称太阳中风，还是太阳伤寒，都有失片面，故以太阳病称之，风寒皆可囊括其中。

【第15条】太阳病，下之后，其气上冲者，可与桂枝汤，

14

方用前法。若不上冲者，不得与之。

按：

1. 此本太阳病，虽经下之，然表邪未陷，太阳病未除，故以"太阳病"为名冠之。

2. 表证误下，表解否，据何以断？仲景于本条中提出的鉴别标准是"其气上冲"与否。

其气上冲者，指人体正气未因误下而虚，仍可达于表与邪相争，非如奔豚气之上冲。何以知之？当见发热、恶风寒、自汗出，且脉仍浮或浮大者，此即气上冲的表现，可仍予桂枝汤扶正祛邪、解肌发汗。若无上冲之势，脉沉弱，但寒不热，肢冷下利等，则不可与之。

【第16条】太阳病三日，已发汗，若吐、若下、若温针，仍不解者，此为坏病，桂枝不中与之也。观其脉证，知犯何逆，随证治之。

桂枝本为解肌，若其人脉浮紧，发热汗不出者，不可与之也。常须识此，勿令误也。

按：

1. 本太阳病，屡经误治而成坏病，故以"太阳病"冠之。

2. "观其脉证，知犯何逆，随证治之"提出了辨证论治的纲领。

误治后变成什么坏证，并无一定模式，要根据具体情况，具体分析，这就是辨证法的精髓。

依据什么判断其坏证？要"观其脉证"，是以脉定证，凸显了脉诊的价值，以脉定证，是仲景辨证论治体系的精髓、灵魂。

3. 桂枝汤本为解肌，肌是在皮毛之后的第二层。一般笼统地称为表证，实则表证分六层，即皮毛、肌肉、经络、血脉、筋、骨，皆属外、属表。正气强者，风寒客于皮毛；正气弱者，风寒可直客第二，第三，第四、五、六层。桂枝汤证，本质为虚人外感，故邪可直犯肌肉，而桂枝汤解肌，就是解肌肉之邪。这种细微的差别是不同的。

4. 表实，外达之路未开，玄府闭，误用桂枝汤，化阳助热，故不可用，此即桂枝下咽，阳盛则毙。若腠理开，恶风有汗，脉缓者，方可用桂枝汤，扶正祛邪，然麻黄汤、葛根汤、桂麻各半汤、小青龙汤等，皆为表实，方中皆含桂枝、甘草辛甘化阳，何以不禁？因方中皆含麻黄汤意，可开腠理，使邪外达，此时再用桂枝，则辛以通阳解肌，助麻黄之辛散，而无闭门助热之弊，故可用之。其差别，主要在于有无麻黄。

【第17条】若酒客病，不可与桂枝汤，得之则呕，以酒客不喜甘故也。

按： 以"酒客病"名之者，乃以专病为名。酒客病，概因常酗酒而病者。酒生湿热，又以辛甘药助其湿热，故服桂枝汤则呕。

【第18条】喘家，作桂枝汤加厚朴杏子佳。

按：

1. 以喘家为名冠之，此专病之名，概指夙有喘疾者，屡屡作喘，且以"家"名之，故曰喘家。喘家感邪而现桂枝汤证者，当于桂枝汤中加厚朴、杏仁，兼顾喘疾。

2. 致喘原因甚多，当具体分析，非皆加厚朴、杏仁，若夹痰饮水湿者，方可予之。

【第19条】凡服桂枝汤吐者，其后必吐脓血也。

按：

1. "凡"，指一切服桂枝汤而吐者。此条即言桂枝汤之禁，亦言服桂枝汤吐者之预后。

2. 为何予桂枝汤？无非两种情况，一是病桂枝汤证，当予桂枝汤。方证相应，本不当吐，而反吐者，何以然也？必因胃中素热，桂枝汤又辛甘化阳助热，致热盛腐败气血而吐脓血。一种是误治，本非桂枝汤证，误予桂枝汤而吐者，若胃中素热，又服辛甘之桂枝汤，相互格拒而吐。胃热腐败气血，日久吐脓血。

【第20条】太阳病，发汗，遂漏不止，其人恶风，小便难，四肢微急，难以屈伸者，桂枝加附子汤主之。

按：

1. 此本太阳病，故以太阳病名之。

2. 太阳病，发汗太过则变证多端，或伤阳，或伤阴，或化热，或内传，不一而足。

本例乃过汗伤阳，故加附子温阳，何以知其阳虚？必脉弦拘而减。阳虚脉减，阳虚阴盛，阴寒可收引凝泣而脉弦拘，故本条当脉弦拘减。

3. "阳气者，卫外而为固"，阳虚外失固护，致汗漏不止。气化不利而小便难。阳气者，柔则养筋，筋失温煦而拘急，致四肢难以屈伸。

桂枝加附子汤，调营卫而温阳通经，其治甚广。

4.桂枝加附子汤与桂枝附子汤比较

桂枝加附子汤：桂枝三两，芍药三两，炙甘草三两，生姜三两，大枣十二枚，炮附子一枚。

桂枝附子汤：桂枝四两，生姜三两，大枣十二枚，炙甘草二两，炮附子三枚。

第174条："伤寒八九日，风湿相搏，身体疼烦，不能自转侧，不呕，不渴，脉浮虚而涩者，桂枝附子汤主之，若其人大便硬，小便自利者，去桂加白术汤主之。

5.黄芪桂枝五物汤："血痹，阴阳俱微，寸口关上微，尺中小紧，外证身体不仁，如风痹状，黄芪桂枝五物汤主之。"

黄芪三两，芍药三两，桂枝三两，生姜六两，大枣十二枚。

6.桂枝加黄芪汤（黄汗）

《金匮要略·水气病脉证并治》曰："黄汗之病，两胫自冷，假令发热，此属历节。食已汗出，又身常暮卧盗汗出者，此劳气也。若汗出已，反发热者，久久其身必甲错；发热不止者，必生恶疮。若身重，汗出已辄轻者，久久必身𥆧，𥆧即胸中痛，又从腰以上必汗出，下无汗，腰髋弛痛，如有物在皮中状，剧者不能食，身疼重，烦躁，小便不利，此为黄汗，桂枝加黄芪汤主之。"

桂枝三两，芍药三两，甘草二两，黄芪二两，生姜三两，大枣十二枚。

此方乃桂、芍各减一两，加黄芪二两而成。

【第21条】太阳病，下之后，脉促胸满者，桂枝去芍药汤主之。

按：此太阳病误下，阳虚而脉促胸满者，故以"太阳病"

冠之。此脉促，可解为数中一止，亦可解为促急。以其心阳虚，正虚则血脉无力相继而一止；正虚则虚以自救，而愈虚愈数，脉促急，然必按之无力。方以桂枝汤去芍药，乃除其酸寒阴柔之药，保留桂甘姜枣，一变而为温振心阳之剂。

【第22条】若微寒者，桂枝去芍药加附子汤主之。

按：

1. 此条无冠名，接第21条"太阳病，下之后，脉促胸满者"言。

《伤寒论》本无分条，见成无己《注解伤寒论》可知。

自赵开美本始分条，可能本为一条，赵氏分为两条、三条，故后分之条无冠名，内容与前条衔接，此条即是。

2. 微恶寒，阳虚较上条为重，桂枝汤不仅去芍药之酸寒阴柔，且增附子之辛热回阳。

【第23条】太阳病，得之八九日，如疟状，发热恶寒，热多寒少，其人不呕，清便欲自可，一日二三度发。脉微缓者，为欲愈也；脉微而恶寒者，此阴阳俱虚，不可更发汗、更下、更吐也；面色反有热色者，未欲解也，以其不能得小汗出，身必痒，宜桂枝麻黄各半汤。

按：

1. 此太阳病，迁延日久，邪已挫且正亦弱，而表证不解，寒热如疟者，故冠以太阳病。

2. 表证之寒热，本当表不解而寒热不除，而如疟者，乃寒热有休止。何以有休止？病已八九日，风邪与正皆已弱，无力相搏，故有休止。譬喻两国交战，争战已久，力皆已衰，故暂时罢兵，休息一会儿再战，故寒热如疟。

3.小柴胡汤证，亦寒热往来，发作有休止，何不以麻桂各半汤治之？小柴胡汤之寒热往来，乃邪在少阳，先寒后热，寒热交作，而此乃寒热并作，"不呕，清便欲自可"，邪不在少阳、阳明，而在太阳。

寒热如疟者，外症也。如疟，因其寒热有休止，发无定时，且寒热并作，疟之寒热，是先寒后热，且发有定时，故称为疟而非疟也。

4.《伤寒论》第16条云："桂枝本为解肌，若其人脉浮紧，发热汗不出者，不可与之也。常须识此，勿令误也。"仲景叮嘱后人，太阳伤寒不可用桂枝汤，必须用麻黄汤汗解，二方不可混用。既然麻黄汤证不可用桂枝汤，而本条却为什么二方合用呢？因太阳伤寒，是寒邪袭表，腠理闭郁，卫气被郁而发热，而桂枝汤双补阴阳，不足以祛在表之寒，反助被郁之热，为误，故后人有"桂枝下咽，阳盛则毙"之说。而本条是病日久，邪已衰，故用半量之麻黄汤以祛邪；而正亦弱，故以半量之桂枝汤以扶正，二方相合，则扶正祛邪，方中既有麻黄之辛散解表，开达玄府，郁热外达之路已开，此时再用桂枝汤，则有助麻黄通阳辛散之利，已无辛甘化阳助热之弊，故可用之，二方相合，扶正祛邪，相辅相成，并行不悖。

麻桂二方相合，又出了一个问题：传统讲法，都是寒伤营，恶寒无汗，以麻黄汤主之；风伤卫，恶风自汗，以桂枝汤主之。而此条是伤卫还是伤营，是有汗还是自汗？依据传统观点，是不大好解释的。桂枝汤是轻补之剂，辛甘化阳，酸甘化阴，阴阳皆补。虚人外感者，扶正祛邪；内伤杂病者，阴阳双补，调和营卫。本条是邪虽挫而未解，病久正已弱，予麻黄汤解其余邪，以桂枝汤扶其正，就不必囿于伤营伤卫、有汗无汗之禁锢了。其脉，当紧而减，因阳虚不甚，用桂枝甘草足矣，故不用附子。

【第24条】太阳病，初服桂枝汤，反烦不解者，先刺风池、风府，却与桂枝汤则愈。

按： 此乃太阳中风而邪重，予桂枝汤而不解，徒助其热而生烦者，故以"太阳病"冠之。刺风池、风府，挫其邪热，继予桂枝汤，汗出乃解。

【第25条】服桂枝汤，大汗出，脉洪大者，与桂枝汤，如前法。若形似疟，一日再发者，汗出必解，宜桂枝二麻黄一汤。

按：

1. 此条无冠名，乃接上条而言。

2. 服桂枝汤，大汗出，病不解，此即仲景于第12条桂枝汤将息法中所云："不可令如水流漓，病必不除。"

3. 脉洪大，本为白虎汤脉，何以不用白虎汤，而仍以桂枝汤呢？此必恶风寒未解，表证未除，且其人不呕，清便欲自可，故仍予桂枝汤。其脉洪大者，乃第15条所云："其气上冲者。"虽大汗出，正气尚强，仍可外出与肌表之邪相抗争，故脉浮大。此脉虽洪大，然白虎之"四大"未备，而太阳中风之表证仍在，虽脉大，亦以桂枝汤治之，而不用白虎汤。

4. "若形似疟者"，乃似疟非疟。疟当寒热往来，此亦寒热往来，故言似疟。非疟者，疟之寒热，先寒后热，发有定时；此之寒热，寒热并见，发无定时，故非疟。

表证之寒热，当持续不断，表不解，寒热不除；此似疟，乃寒热往来有休止，并不持续，何仍以表证称之？因本为太阳病，已然大汗，正气已损，邪势亦挫，故出现"形似疟"状。临床见有些外感病人，并不是典型的寒热持续，而是一阵发热汗出，汗后又冷，冷后又发热汗出，呈寒热交作。犹二人相争，皆已疲惫，待暂罢兵喘息，继之又战。正已损，予桂枝二，意在扶正祛邪；邪虽挫而未除，予麻黄一，以助散邪。因正邪虚实多寡不同，而有桂二麻一汤、桂麻各半汤之分。

【第26条】服桂枝汤，大汗出后，大烦渴不解，脉洪大者，白虎加人参汤主之。

按：

1. 此条无冠名，意接上条，言太阳病之变证。

2. 本为太阳病，服桂枝汤大汗出后，呈现"大烦渴不解，脉洪大"，且太阳表证之恶寒已除，传为阳明经证。当用白虎汤，何以用白虎加人参汤？因已大汗，津气皆伤，故加参以益气生津。张锡纯对白虎汤多有发明，可谓善学者也。

有无大热？有，表现为烦渴、大汗、脉洪大，体温却未必高。见上症体温高者可用，体温不高者亦可用，这就是中西医对热的概念不同，体温不高，仍可言有大热。

【第27条】太阳病，发热恶寒，热多寒少，脉微弱者，此无阳也，不可发汗，宜桂枝二越婢一汤。

按：

1. 本条乃发热恶寒，寒热并作，符合太阳病的特征，故以太阳病为名冠之。成无己解"此无阳也"句，言无伤寒表实证，不可再用麻黄汤，非也。既云为"太阳病"，且"发热恶寒"，

22

太阳表证已具，何言无表?

2."桂枝二越婢一汤"应接"热多寒少"之后，而"脉微弱者，此无阳也，不可发汗"，此乃倒插笔句式。仲景屡用。

3."脉微弱者，此无阳也，不可发汗"，与第38条之大青龙汤之禁忌:"若脉微弱，汗出恶风者，不可服之，服之则厥逆，筋惕肉瞤"意同。

阳虚禁汗，尚不可一概而论，需进一步分析，若阳虚表寒实者，当温阳以解表，如麻黄附子细辛汤、桂枝加附子汤等。若阳虚兼里寒实者，亦当温阳兼辛温发汗散寒，如麻黄附子细辛汤、麻黄附子甘草汤等。若纯为阳虚阴盛而寒凝者，亦可于扶阳的基础上加麻桂等辛温散寒之品，如桂甘姜枣麻辛附汤。麻黄于此方中的作用，已非发汗散寒，而是鼓荡阳气解寒凝。若有汗出，亦属于发汗法，是在温阳扶正的基础上，不汗而汗者。

推而广之，双解法含义广矣，表寒里虚者，可有阴阳气血之虚，其正虚部位可有五脏六腑、经脉筋骨之别，因而散寒发汗，可合温阳、益气、养血、填精、生津之诸法。在里者，除正虚之外，尚有气血痰火湿食诸因者，又可组成众多双解之方。

【第28条】服桂枝汤，或下之，仍头项强痛，翕翕发热，无汗，心下满微痛，小便不利者，桂枝去桂加茯苓白术汤主之。

按:

1.此句式同第25、26条，皆云服桂枝汤云云，仍接第12条言之。

2.第25、26两条是服桂枝汤之变证，而本条，是桂枝汤之类证。桂枝汤证乃虚人外感，此乃湿阻气机不利，营卫不和，虽有表证，实无表邪。若表有湿者，亦当汗解。《金匮要略·痉湿暍病脉证并治》云："风湿相搏，一身尽疼痛，法当汗出而解。"此条予桂枝汤而不解，知邪非在表而在里、在三焦。

3. 何以知为湿阻？以其心下满微痛，小便不利，故知之。其脉当见濡数，舌当腻。

湿阻者，何以与桂枝汤相类？湿阻营卫不和，阳郁而热，经腧不利而头项强痛，恒以脾胃为中心，致脾胃升降不利而心下满微痛，气化不行而小便不利，玄府闭而无汗。

4. 湿阻以苓术合姜草枣健脾利湿。湿去，三焦畅，气化行，小便利则愈。

"小便利则愈"不是利尿法，而是判断湿阻是否痊愈的一个指征，与测汗法其意相同。叶天士《温热论》论湿热条中云："救阴不在血，而在津与汗；通阳不在温，而在利小便。"利小便者，当为小便利，与仲景之言意同。可能叶氏学生未晓此意，误把小便利写成利小便，把判断疾病转归的重要标准，误当治法。

5. 何以去桂枝？因湿遏热郁，腠理闭郁而无汗，此时桂枝将助其热，此与第16条"桂枝本为解肌，若其人脉浮紧，发热汗不出者，不可与之也。常须识此，勿令误也"其理相通。无汗发热者，不可用桂枝。五苓散证，亦表兼饮，何以仍用桂枝？因皆已汗出而饮不去，故以桂枝通阳气化，并不忌用。

6. 桂枝去桂加茯苓白术汤能解表退热吗？

对于此条的理解，我觉得叶天士《温热论》说得很透彻明白，曰："在表，仍用辛凉轻剂，夹风则加入薄荷、牛蒡之属；夹湿加芦根、滑石之流，或透风于热外，或渗湿于热下，不与热相搏，势必孤矣。"湿热相合，如油入面，难解难分，温之助热，清之碍湿，两相掣碍。湿难化而热易清，故湿热相合者，以化湿为要。湿去，热无依附，表证得解。故此方去桂加茯苓、白术，着眼于湿。

如三仁汤，《温病条辨·上焦篇·湿温》第43条口："头痛恶寒，身重疼痛，舌白不渴，脉弦细而濡，面色淡黄，胸闷不饥，午后身热，状若阴虚，病难速已，名曰湿温。汗之则神昏耳聋，甚则目暝不欲言，下之则洞泄，润之则病深不解，长夏、深秋、冬日同法，三仁汤主之。"自注："见其头痛恶寒，身重疼痛，以为伤寒而汗之。汗伤心阳，湿随辛温发表之药蒸腾上逆，内蒙心窍则神昏，上蒙清窍则耳聋、目暝不言，惟以三仁汤开上焦肺气，气化则湿亦化。"

三仁汤方：杏仁五钱，飞滑石六钱，白通草二钱，白蔻仁二钱，竹叶二钱，厚朴二钱，生薏仁六钱，半夏五钱。

甘澜水八碗，煮取三碗，每服一碗，日三服。

此湿阻三焦，升降失司，营卫不和而呈现一派表证。然方中既无麻黄、桂枝、羌活、防己之辛温发汗，亦无薄荷、桑叶之辛凉透达，而是宣上、畅中、渗下，着眼于湿。湿去，三焦畅，营卫和，表证自除。

又如达原饮（《温疫论》），治疗"温疫初起，先憎寒而后发热，日后但热而不憎寒也。初得之二三日，其脉不浮不沉而数，昼夜发热，日晡益甚，头疼身痛"。

方：槟榔、厚朴、草果仁、知母、芍药、黄芩、甘草。

上，以水二盅，煎八分，午后服。

方义："槟榔能消能磨，除伏邪，为疏利之药，又除岭南瘴气；厚朴破戾气之所结；草果辛烈气雄，除伏邪盘踞。三味协力，直达其巢穴，使邪气溃败，速离募原，是以为达原也。热伤津液，加知母以滋阴；热伤营气，加芍药以和血；黄芩清燥热之余，甘草为和中之用，以后四味，不过调和之剂耳。"

应用指征：

①脉数实或濡数；

②舌苔厚腻而黄或如积粉；

③症见寒热、头身痛，或但热不寒。

此"憎寒壮热、头身痛"一派表证，所用辛香走窜，溃其伏邪，并无发表之品，竟成传承数百年之名方，临床屡得验证。何也？湿热相合，先溃其湿浊秽气，使气机通达，热无依附乃散。

又如薛生白《湿热篇》第3条云："湿热证，恶寒发热，身重，关节疼痛，湿在肌肉，不为汗解，宜滑石、大豆黄卷、茯苓皮、苍术皮、藿香叶、鲜荷叶、白通草、桔梗等味。不恶寒者，去苍术皮。"此方以化湿为主，欲使湿邪之淡渗而下趋耳。

再如薛生白《湿热篇》第8条云："湿热证，寒热如疟，湿热阻遏募原，宜柴胡、厚朴、槟榔、草果、藿香、苍术、半夏、干菖蒲、六一散等味。"

薛氏自注："以募原为阳明之半表半里，湿热阻遏，则营卫气争，证虽如疟，不得与疟同治，故仿吴又可达原饮之例，盖一由外凉束，一由内湿阻也。"

章虚谷曰："募原在半表半里，正如少阳之在阴阳交界处相同。而营卫之气内出于脾胃，脾胃邪阻，则营卫不和，而发寒热似疟之证也。"

从以上四方回过头来再看，桂枝去桂加茯苓白术汤，正如叶氏所云，"渗湿于热下，不与热相搏，其势必孤。"湿热相合，则难解难分，表证难除，必先除湿而后已。

仲景为后世治湿热证开一法门，即先除湿为主。

【第29条】伤寒脉浮，自汗出，小便数，心烦，微恶寒，脚挛急，反与桂枝欲攻其表，此误也，得之便厥。咽中干，烦躁吐逆者，作甘草干姜汤与之，以复其阳。若厥愈足温者，更作芍药甘草汤与之，其脚即伸。若胃气不和，谵语者，少与调胃承气汤。若重发汗，复加烧针者，四逆汤主之。

按：

1. 本条是伤寒之变证，故以伤寒为名冠之，乃广义伤寒。

2. 本条证四变，方亦四变，故分四段讨论。

第一段：自"伤寒脉浮"至"作甘草干姜汤与之"。

（1）"伤寒脉浮，自汗出，微恶寒"，这本似桂枝汤证，何以予桂枝汤攻其表为误耶？以其无发热一症。"无热恶寒者，发于阴也。"此乃阳虚之阴证，故予桂枝汤攻其表为误。

（2）阳虚脉当微细，何以脉浮？此浮，当为虚阳浮动，虽浮，然按之无力。

（3）何以自汗出？阳气者，卫外而为固，阳虚则腠理不固而汗出。

（4）何以恶寒？阳虚不能温煦而恶寒。

（5）何以烦躁？三阳经皆有烦躁，因烦字从火，故恒以火热扰心来解烦，须知三阴经亦烦躁，可分阳虚、阴虚、阴阳两虚三类。

第339条："伤寒热少微厥，指头寒，嘿嘿不欲饮食，烦躁。数日小便利，色白者，此热除也。"此厥阴烦躁。

第309条："少阴病，吐利，手足逆冷，烦躁欲死者，吴茱萸汤主之。"此阴寒上逆而烦躁。

第118条："火逆下之，因烧针烦躁者，桂枝甘草龙骨牡蛎汤主之。"此心阳虚而烦。

第61条："下之后，复发汗，昼日烦躁不得眠，夜而安静，不呕，不渴，无表证，脉沉微，身无大热者，干姜附子汤主之。"此阳微阴盛而烦躁。

第300条："少阴病，脉微细沉，但欲卧，汗出不烦，自欲吐。至五六日，自利，复烦躁不得卧寐者，死。"

第69条："发汗，若下之，病仍不解，烦躁者，茯苓四逆汤主之。"

还有很多原因致烦躁。

（6）何以脚挛急？脚挛急，乃筋之病也。筋之柔，当气以煦之，血以濡之。今阳虚，筋失阳之温煦而拘急收引，故脚挛急。

（7）何以厥？阳虚，失于温煦而肢厥。

（8）何以咽中干？咽干，乃津不上承也。或为邪阻，或为正虚，致津不上承。本条乃阳虚，气化不利而津不上承，故咽中干。

（9）何以吐逆？胃阳虚，不能受纳，致胃气逆而吐。

方以甘草干姜汤以复其阳，阳复而厥愈足温。

第二段：予甘草干姜汤，乃脚挛急不得伸者，予芍药甘草汤，酸甘化阴以柔筋，其脚即伸。阴虚而脚挛者，脉当细数。此二变也。

第三段："若胃气不和谵语者，少与调胃承气汤"。

何以谵语？谵语乃神志不清，胡言乱语者。邪实扰神，或正虚神无所依，皆可致神志不清而谵语。此与调胃承气汤和其胃气，必有阳明燥热上干神明而谵语。燥热何来？乃误予桂枝汤之变，致阳热盛而谵语。燥热内结者，脉当沉实，舌红苔黄，腹满痛。

第四段："若重发汗，复加烧针者，四逆汤主之。"

前予桂枝汤，一误；重发汗，二误；烧针逼汗，三误。屡误阳亡，故予四逆回阳。阳亡者，当肢厥蜷卧，脉微细。

伤寒误治，或伤阳，或损阴，或化热，变证不定，因人而异。证四变，方亦四变，这四变并无因果关系，乃是指误治后可出现不同变证，亦仅举例而已。变证虽多，当"观其脉证，知犯何逆，随证治之。"

【第30条】问曰：证象阳旦，按法治之而增剧，厥逆，咽中干，两胫拘急而谵语。师曰：言夜半手足当温，两脚当伸。后如师言。何以知此？答曰：寸口脉浮而大，浮为风，大为虚，风则生微热，虚则两胫挛，病形象桂枝，因加附子参其间，增桂令汗出，附子温经，亡阳故也。

厥逆，咽中干，烦躁，阳明内结，谵语烦乱，更饮甘草干姜汤。夜半阳气还，两足当热，胫尚微拘急，重与芍药甘草汤，尔乃胫伸。以承气汤微溏，则止其谵语，故知病可愈。

按：

1. 此接上条而问答，是对上条的病机阐释，故无冠名。

2. "证象阳旦"，即像桂枝汤证，却非桂枝汤证。误予桂枝汤攻其表，致变证迭起。所举变证数种，亦仅举例而已，当举一反三，要在谨守病机，观其脉证，随证治之。

第二章 太阳病中篇冠名法求索

【第31条】太阳病，项背强几几，无汗，恶风，葛根汤主之。

按：

1. 此太阳表实，经腧不利证治，故以太阳病为名冠之。

2. 无汗、恶风、项背强，符合太阳伤寒的特征。太阳病，本已有项强一症，此言项背强，乃项强连背，其经腧不利的范围大，故以葛根汤主之，葛根解肌生津。

3. 既为太阳表实经腧不利，何不用麻黄汤加葛根，反用桂枝汤加麻黄、葛根呢？概因麻黄汤发汗力强，再增葛根之解肌，恐汗多伤津，故用桂枝汤加麻黄、葛根。

何不用桂枝汤加葛根？该方治太阳表虚兼经腧不利，而本条无汗，乃太阳表实，桂枝本为解肌，发热汗不出者，不可与之也，故不用桂枝加葛根汤。

【第32条】太阳与阳明合病者，必自下利。葛根汤主之。

按：

1. 合病，乃二三经受邪，同时发病者，称为合病。此以太阳阳明合病为名，因有太阳证，且有阳明证。

2. 寒犯太阳则发热恶寒无汗、头身痛，寒犯阳明而下利。

葛根汤，既可解表散寒，葛根入阳明，又可提取下陷阳明之寒从表而解，有逆流挽舟之意，表里同治，汗而解之。

3.下利，外感内伤、寒热虚实皆有，治利的方剂亦甚多。《医门法律》云："下利，不利小便非其治也。"何以不用渗利之法？因非湿泻，而是寒客胃肠而下利，当驱邪外出，汗以散寒。

葛根芩连汤亦治利，乃热陷阳明之协热下利，以黄芩、黄连清里热，葛根断传阳明之路，提取下陷之热邪，透达于外而解，与葛根汤提取下陷阳明之寒邪者异。

【第33条】太阳与阳明合病，不下利，但呕者，葛根加半夏汤主之。

按：

1.此以太阳阳明合病名之，且用葛根汤加半夏，亦必寒犯太阳阳明经，致二经同病。寒犯阳明，若犯于大肠则下利，若犯于胃而胃气逆则呕，故用葛根汤散二经之寒，加半夏者，降逆止呕。

2.第32、33两条给我们以启示：寒犯太阳者，可汗而解之；寒犯阳明者，亦当驱邪外出，汗而解之。若没有太阳证，仅是寒犯阳明，葛根汤当亦可用。若非吐利，而仅是胃痛腹胀者，亦可用，这就是汗法用于里证。

【第34条】太阳病，桂枝证，医反下之，利遂不止。脉促者，表未解也，喘而汗出者，葛根黄芩黄连汤主之。

按：

1.以"太阳病，桂枝证"为名，因本为桂枝证，故以桂枝证为名。

2.桂枝证误下，表未解，热陷阳明，出现"利遂不止、喘而汗出"。

还有无表证？"脉促者，表未解也。"为什么不说尚恶风寒、头身痛，独以脉促为表未解的标准呢？第4条曰："脉数急者为传也。"促者，迫急也，即数急之脉，此热盛欲传之脉。本条由太阳传阳明，热盛而传，故脉促。

第21条："太阳病下之后，脉促胸满者，桂枝去芍药汤主之。"同为桂枝汤证，同为误下，同为脉促，有的可热盛内传，有的可阳虚。二者促脉有何不同？第34条当促而有力；第21条当促而减。

仅仅促脉，尚不足以判断表证之有无，当见恶风寒、头身痛等，方可言表证未解。

何以同为桂枝证，同为误下，同见脉促，一为热盛，一为阳虚，二者迥异？缘于个体差异，因人而异。

3.热陷阳明，热下迫大肠而下利不止；上迫于肺而喘；迫津外泄而汗出。

4.葛根芩连汤，芩连清热，葛根为阳明经药，可入阳明经，提取下陷之热从肌表而解，有逆流挽舟之意。

【第35条】太阳病，头痛，发热，身疼，腰痛，骨节疼痛，恶风，无汗而喘者，麻黄汤主之。

按：

1.此乃典型的寒客太阳的表实证，主以麻黄汤，故以"太阳病"冠之。

2.麻黄汤证的判断标准应具备以下4点特征：即脉紧、寒热、无汗、头身痛。

关于紧脉，此脉已在第3条太阳伤寒提纲证中提出，本条未复赘，需前后互参。

第3条言脉"阴阳俱紧"，阴阳有二解，一是浮为阳，沉为阴；一是寸为阳，尺为阴。这个阴阳如何理解？

若以浮沉解阴阳，一般解释为浮紧表寒，沉紧里寒，这一解释是片面的。表寒者，脉可浮紧，然以沉紧为多见。何也？寒主收引凝泣，气血亦收引凝泣不能外达，脉不仅不浮，反而见沉紧。正如《四诊抉微》所云："表寒重者，阳气不能外达，脉必先沉紧。"又曰："岂有寒痹腠理，营卫两郁，脉有不见沉者乎？"可见沉紧可主表寒。

若阴阳俱紧解为寸尺俱紧，亦通。寒不仅伤营，亦伤卫，营卫两郁。卫为阳，卫郁则阳脉紧；营属阴，营郁则阴脉紧，故阴阳俱紧。

所谓表，又有深浅层次之分。《灵枢·邪客》曰："内有阴阳，外亦有阴阳。在内者，五脏为阴，六腑为阳；在外者，筋骨为阴，皮肤为阳。"可见，人体之里有阴阳，人体之外亦有浅深阴阳的层次不同。人体的外层，大约可分为皮毛、肌肉、经络、血脉、筋、骨六个层次。

若寒袭肌表皮毛，引起恶寒、发热、无汗、头身痛者，当予辛温发汗散寒，主以麻黄汤。

若寒客经络、血脉，则经络、血脉不通，不通则痛，沿经络血脉循行部位而寒痛，可伴僵、麻、酸、沉、痹、挛、痿等，当辛温发汗通经，或加扶阳、活血之品。若邪袭筋骨，则筋骨寒痛，伴活动障碍、感觉障碍、气血循行障碍等，此虽深入到人体外层的第五六两个层次，亦须发汗散寒。

寒邪客于体表，不管其层次或深或浅，或新或久，只要有寒邪存在，总要驱邪外出，所以，以麻黄汤为代表的汗法，一概适用。

寒邪袭里者，可客于五脏六腑，引起各脏腑的病变，亦当汗而解之。即使多年沉寒痼冷，亦当断然汗解，不以时日为限。临床中，凡西医诊为阻塞性肺病、高血压、冠心病、肾病、脑中风、胃肠病、类风湿等，只要具备痉、寒、痛三个特征，发汗法概可用之，不为西医诊断所束缚。

痉，是指痉脉；寒，可是全身的，亦可是局部的；痛，可是全身的，亦可是局部的，关键在脉痉。

外感内伤，妇儿内外，都可见寒凝证，汗法尽皆使用，其范围广矣，仿佛是开辟了一片新天地。

【第36条】太阳与阳明合病，喘而胸满者，不可下，宜麻黄汤。

按：

1. 此以太阳与阳明合病冠名，当有太阳病的表现，又有阳明病的见证。

2. 太阳病见证，"脉浮，头项强痛而恶寒"；阳明病之见证，当"胃家实"，但仲景皆未详细描述，乃省略之笔。

太阳与阳明合病，何者为重？第32条是阳明为重，自下利，予葛根汤。本条是重在太阳，因突出的症状是喘而胸满，在上焦，在肺。表气闭，肺气不宣，就可喘而胸满。第35条之麻黄汤证，即"恶风无汗而喘"，故本条重在太阳。

阳明的表现何在？揣度可有大便不通，故而欲下。此大便不通，乃肺气不降而腑气不通所致，开上窍，便自通。

论外感而喘者有数条。第35条太阳表实无汗而喘者，麻黄汤；第18、34条有汗而喘者的表虚证，宜桂枝汤加厚朴杏仁；第63、162条，汗出而喘肺热者，宜麻杏石甘汤；第34条喘而汗出里热者，宜葛根芩连汤；第40条之外寒内饮而喘者，主以小青龙汤等。此以寒束肌表肺气不宣而喘，故以麻黄汤主之。

【第37条】太阳病，十日已去，脉浮细而嗜卧者，外已解也。设胸满胁痛者，与小柴胡汤，脉但浮者，与麻黄汤。

按：

1.此太阳病之三种衍变，故冠以"太阳病"。

2.十日以上，乃传经尽，可有不同衍变。

一种，脉浮细嗜卧，外已解也，乃邪退而正未复；

一种是胸满胁痛，病传少阳，与小柴胡汤；

一种是太阳病，虽经十日以上，而表未解，脉仍浮，当继予麻黄汤发汗散寒，不为时日所拘。

以上三种衍变，亦仅举例而已。

【第38条】太阳，中风，脉浮紧，发热，恶寒，身疼痛，不汗出而烦躁者，大青龙汤主之。若脉微弱，汗出恶风者，不可服之，服之则厥逆，筋惕肉瞤，此为逆也。

按：

1.冠名问题：症见"脉浮紧，发热恶寒，身疼痛，不汗出"，这显然是太阳伤寒的典型表现，非太阳中风证。何以不称太阳伤寒，而曰太阳中风？

"太阳"，乃指太阳病而言。太阳病，三纲鼎立，有伤寒、中风、温病。本条之太阳病，依其临床特征，属太阳伤寒无疑。何以又称中风？是指太阳伤寒病，又感受风邪。风为阳邪，阳盛则热，故而烦躁。太阳与中风不能连读，而应断开读，连读就成"太阳中风"，显然与临床表现不符。断开读，则是太阳病，又中风邪，这种解释，与条文较符合。

2. 双解问题：此条是典型的外感内热证，大青龙汤乃双解之法，散寒解表，清透里热。

后世治温病，曰："今病古方不相能也。"据本条可知，双解法，仲景早已有之。后世治温，专以麻桂剂汗之，反斥古方不能治今病。非古方不能也，乃不善学耳，此条不就是开双解法之先河吗？

3. 善学经典者，当举一反三。此条表寒里热可以双解。若表寒里湿、里阳虚、气虚、阴虚、瘀血、痰饮等，皆可双解之，遵此法，可衍生出众多方剂，如防风通圣散、五积散等，大大开拓了双解法的应用范围。

4. 服法，"取微似汗"，汗出多少为微汗？连续出多久、汗彻否、汗后转归的问题，讲汗法时再讲。

"汗多亡阳，遂虚，恶风烦躁，不得眠也。"阳虚亦烦躁、失眠，因阳虚神无所倚所致。

【第39条】伤寒脉浮缓，身不疼，但重，乍有轻时，无少阴证者，大青龙汤发之。

按：

1. 此条为湿阻热郁的伤寒变证。此以伤寒为名，乃指广义伤寒而言。《难经·五十八难》曰："伤寒有五，有中风，有伤寒，有湿温，有热病，有温病。"此条即论湿。《金匮要略》有《痉湿暍病脉证并治》就专门论湿，且散见于各篇。

大青龙汤本治外寒内热证，且麻黄用至五六两，发汗之功殊重，何以湿证亦用之？《金匮要略·痉湿暍病脉证并治》曰："风湿相搏，一身尽疼痛，法当汗出而解。""湿家身烦疼，可与麻黄加术汤，发其汗为宜。"《金匮要略·痰饮咳嗽病脉证并治》曰："病溢饮者，当发其汗，大青龙汤主之，小青龙汤亦主之。"饮湿同类，饮证大青龙汤可用，湿证大青龙汤亦可用。重用麻黄，开达玄府，畅达三焦，腠理开，小便利，湿自除。

2. 脉缓问题：大青龙乃外寒内热，脉当紧而数，何以脉缓？此湿盛也，湿性濡，故脉缓，缓亦主湿。

3. 何以乍有轻时？湿与阳争，互有进退，故乍有轻时。

何症乍有轻时？乃身重、酸沉胀僵痛、胸闷、嗜睡等症乍有轻时。

4. 大青龙汤禁："无少阴证者。"少阴证乃阳衰，脉微细，但欲寐。阳衰，再用大青龙发其汗，则汗出亡阳，正如第38条所云："服之则厥逆，筋惕肉瞤，此为逆也。""汗多亡阳，遂虚，恶风烦躁，不得眠也。"

【第40条】伤寒表不解，心下有水气，干呕，发热而咳，或渴，或利，或噎，或小便不利，少腹满，或喘者，小青龙汤主之。

按：

1. 此以"伤寒"冠之，乃指狭义伤寒而言。伤寒表不解，乃指寒客太阳而表不解，内有水饮，故用小青龙汤，散寒化饮。

2. 余用小青龙汤甚多，主要用于下列情况：

①外寒内饮之咳喘多痰涎，如急慢性支气管炎、哮喘、肺源性心脏病、外感风寒。

②溢饮，见小便不利、水肿、急慢性肾炎。

③胸痹，见胸闷憋气、胸痛、心悸，如各种心脏病。

④口干，因寒饮阻遏，气化不利，津液不布，如干燥综合征。

⑤各种痹病、风水、高血压。

3. 主要掌握的应用指征

脉弦紧，症见胸闷、咳喘、水肿、心悸等，常加附子、干姜温振阳气化寒饮；或加茯苓、白术培土以制水。

【第41条】伤寒，心下有水气，咳而微喘，发热不渴。服汤已，渴者，此寒去欲解也，小青龙汤主之。

按：

1. 以伤寒为名冠之，此指太阳伤寒而言，当见脉紧、寒热无汗、头身痛等。

2. "发热不渴"，此突出发热一症，虽热然不渴，当非温病。太阳温病，当发热而渴。

小青龙汤不渴吗？未必尽然，40条之或然证中，即有"或渴"一症。温病之渴，乃热伤津液，渴较著；小青龙汤证之渴，乃水饮阻隔，渴不甚，或虽渴饮亦不多。

3. "小青龙汤主之"，当在"发热不渴"句下，此倒插笔。

4. "寒去欲解者"，乃指寒去饮消，故欲解。

【第42条】太阳病，外证未解，脉浮弱者，当以汗解，宜桂枝汤。

按：

1. 桂枝汤证，属太阳病范畴，故以"太阳病"冠之。

2. 何以不直接写太阳中风呢？缘于外证未解，可恶寒无汗，亦可恶风自汗。之所以未特指是太阳中风，就是未必恶风自汗、恶寒发热，身痛无汗者亦可与之，关键在于脉浮弱，不在有汗无汗，只要脉弱，就属虚人外感，就应予桂枝汤扶正祛邪，这是仲景重脉的鲜明例证。

脉浮弱，与第12条之阳浮而阴弱是一致的，都是浮取可见，而沉取弱者。

3.既然正气弱又感外邪，则桂枝汤的本义是扶正祛邪，或曰"安内攘外"。

【第43条】太阳病，下之微喘者，表未解故也，桂枝加厚朴杏子汤主之。

按：

1.本太阳病，下之后表未解又增喘，故以"太阳病"冠之。

2.误下后，可出现三种情况：

一是下后正未伤，仍有抗邪外出之势，表现为"其气上冲"，表证未解，仍可用桂枝汤。

二是误下伤正，邪气内陷，可热化传三阳，或寒化传三阴。

三是误下后表未解，出现兼证。热蕴于肺而喘者，麻杏石甘汤主之；热陷阳明而喘利者，葛根芩连汤主之；本条是下后饮阻于肺肺气不利而喘。第18条："喘家，作桂枝汤加厚朴杏子佳"，乃素有喘疾，又有新感引发宿疾，以解表为主。本条为误下而喘，乃表里兼顾之法。

【第44条】太阳病，外证未解，不可下也，下之为逆。欲解外者，宜桂枝汤。

按：本太阳病误下，表未解，故冠以"太阳病"。

下后正气伤，外未解，欲解外者，何以不用麻黄汤，而用桂枝汤？正已伤也，故予桂枝汤扶正祛邪。

何以知正已虚？必脉弱也。此弱，可有程度不等的弱。若脉不弱，亦可与麻黄汤，当观其脉证，随证治之。

【第45条】太阳病，先发汗不解，而复下之，脉浮者不愈。浮为在外，而反下之，故令不愈。今脉浮，故在外，当须解外则愈，宜桂枝汤。

按：

1.本太阳病，误治表未解，仍予桂枝汤，故冠以"太阳病"。

2.表证在否？本条以"脉浮"为指征，此脉浮，当浮弱。若脉浮紧，当予麻黄汤。

【第46条】太阳病，脉浮紧，无汗，发热，身疼痛，八九日不解，表证仍在，此当发其汗。服药已微除，其人发烦目瞑，剧者必衄，衄乃解。所以然者，阳气重故也，麻黄汤主之。

按：

1.此太阳病未解，故以"太阳病"为名冠之。

2.何以知表未解？以脉浮紧、无汗、发热、身疼痛，故知之。

恶寒否？未提。当恶寒，因表证的主要特征是恶寒，若但热不寒则非表证，乃热传阳明。既云表证仍在，就必恶寒。

为何文中不提恶寒呢？因已言脉浮紧，此表寒之脉，则恶寒当有。因此条是"阳气重"，以热盛为主，故突出发热一症。为何不言寒邪重，反言阳气重？因此热属郁热，寒束阳郁化热，热重也。

3. 此热在何处？在肌表也。因寒束，卫阳被遏而发热，故以麻黄汤散寒，热自透。自不同于大青龙汤之热在阳明，当双解。也不同于麻杏石甘汤之热壅于肺，当宣肺清热。

4. 何以"发烦目瞑，剧者必衄"？因"阳气重故也"。阳盛则热，热伤阳络则为衄，热伤阴络下流红。热扰则烦，火热上蒸而目瞑。

5. "衄乃解"。衄为红汗出，邪随衄解。若虽衄而表仍不解者，当观其脉证，随证治之。里热盛者，亦当清里热，表里双解。

此衄可加桑白皮泻肺，气降则血降，气降则火消，如桑白皮配石膏，清降并用。

【第47条】太阳病，脉浮紧，发热，身无汗，自衄者愈。

按：

1. 言太阳病衄解者，故以太阳病为名冠之。

2. 既云太阳病，就当具备太阳病的特征，即"太阳之为病，脉浮，头项强痛而恶寒"。然此条不仅未言恶寒，连头身痛亦未提，只列出脉浮紧、发热、身无汗、衄四症，太阳伤寒特征未备，何言太阳表证？仲景首列脉浮紧，这是太阳伤寒的典型脉象，示人以脉定证，虽表证特点未齐备，乃省略之笔，当前后互参自明。

3. 突出的症状是发热无汗，乃强调"阳气重"也，阳盛则衄。至于衄后愈未愈，还要观其脉证以断。

4. 第42~47条，都是讨论太阳病问题，第42条为表虚，脉浮弱，桂枝汤主之。第43条为表虚兼喘，桂枝加厚朴杏子汤。第44条为太阳病误下，表未解，宜桂枝汤。第45条为太阳病经汗、下未解，宜桂枝汤。第46条为太阳病八九日，表证仍在，脉浮紧乃表寒证，用麻黄汤。第47条为太阳病，脉浮紧，虽以身热为主，亦属太阳伤寒证。

【第48条】二阳并病，太阳初得病时，发其汗，汗先出不彻，因转属阳明，续自微汗出，不恶寒。若太阳病证不罢者，不可下，下之为逆，如此可小发汗。设面色缘缘正赤者，阳气怫郁在表，当解之、熏之。若发汗不彻，不足言，阳气怫郁不得越，当汗不汗，其人躁烦，不知痛处，乍在腹中，乍在四肢，按之不可得，其人短气但坐，以汗出不彻故也，更发汗则愈。何以知汗出不彻？以脉涩故知也。

按：

1. 以"二阳并病"为名冠之。两经以上同时发病者，谓之合病；两经以上相继发病者，谓之并病。合病与并病，无一定模式，因人是一整体，病理情况下，既有表里相传，又有脏腑相传；既有相生传变，又有相克传变。因而合病与并病，无一定之模式，究竟是哪几经合病并病，当观其脉证以定。

本条之二阳并病，乃太阳未罢，又传阳明，为太阳阳明并病。

2. 太阳为何传阳明？"汗出不彻"，邪未去，入里化热，故传阳明。第185条亦云："本太阳，初得病时，发其汗，汗先出不彻，因转属阳明也。"

何以知汗出不彻？"脉涩故知也"。此涩，非细迟短、参伍不调，乃脉乏舒缓之象，即沉弦紧滞，吾称之为痉脉，此乃寒邪凝泣收引所致。脉贵和缓，仍涩滞者，乃汗不彻，寒未除，故传阳明。

3.何以知传阳明？"续自微汗出，不恶寒"。"自汗出"，乃阳明热盛，迫津外泄。第185条云："伤寒发热无汗，呕不能食，而反汗出濈濈然者，是转属阳明也。""不恶寒者"，阳明之外证，第182条云："阳明病外证云何？答曰：身热，汗自出，不恶寒反恶热也。"据但热不寒、汗自出，知为转属阳明。已入阳明者，当清下之。

这里出现一个问题，已然但热不寒了，表证还有没有？表证的特征是恶寒，但热不寒则表已除。但本条虽但热不寒，仍言表未解，而称太阳阳明并病。那么表证的指征是什么？仲景言"脉涩"。涩是寒凝之象，故知表未解，这就是仲景以脉定证。但阳明腑实，邪遏重者，脉亦可见涩、迟乃至厥。所以仅靠脉涩，还不足以判断表未解，当仍有恶寒。

4.如何判断表证未解？

（1）脉涩且恶寒未罢。

（2）面色缘缘正赤：是寒束阳郁不得发越，上熏于面，俗语：身上烧得火炭似的，脸上烧得红布似的。身上烧，即体若燔炭；面如红布，即缘缘正赤，皆阳气怫郁所致。

（3）"其人烦躁，不知痛处，乃营卫不利，卫气前断则恶寒，营气前断则身痛。"

（4）"短气但坐"，肺气不利也。

本条谆谆告诫我们，表证未除者不可下。愚以为可表里双解。后世已惯用此法，如防风通圣散等。

【第49条】脉浮数者，法当汗出而愈，若下之，身重心悸者，不可发汗，当自汗出乃解。所以然者，尺中脉微，此里虚，须表里实，津液自和，便自汗出愈。

按：

1.本条无冠名，起首即言脉，乃接上条而言，仍谈表里同病的问题，以脉定证。

2.以脉定证

（1）"脉浮数，且汗出愈"，这显然是指表证而言。至于表证的其他表现，并未罗列。

（2）"尺中脉微"者，此里虚也，禁汗。

脉浮数者，法当汗解，未予汗解，反而下之，此为误。误下传变不一，或邪入里化热，成阳明证；或误下伤阳，成里虚证。本条即误下成里虚者。何以知里虚？"尺中脉微"，故不可汗。此以脉定证。

（3）以脉解症："身重、心悸"虚实寒热皆可见，然尺中脉微，知为里虚所致。尺中虚，乃肾阳虚。阳气旺，则身轻矫健，阳气衰而阴气盛则身重。阳虚，心无所倚则心悸。

3."自汗出"问题："自汗出"，不是症状，而是病机的转归，是疾病痊愈的标志，是阴阳调和的标志。

怎样才能自汗出？必须具备两个条件：一是阴阳充盛；二是阴阳升降出入的道路通畅，才能"阳加于阴谓之汗"。

仲景在本条提出自汗出的条件是"须表里实，津液自和，便自汗出愈"。即阴阳的充盛；"和"指阴阳调和且升降出入正常。张锡纯曰："地气上为云，天气下为雨"，天地阴阳和而后雨，人身阴阳和而后汗。"自汗出"乃指广义汗法，调其阴阳，不汗而汗者。所有疾病，都是阴阳不和；所有的治疗，其目的都是调其阴阳，所以八法皆可为汗法。

自汗出则愈的标准就是正汗。

【第50条】脉浮紧者，法当身疼痛，宜以汗解之。假令尺中迟者，不可发汗。何以知然？以荣气不足，血少故也。

按：

1.本条无冠名，起首即言脉，乃是以脉定证。脉浮紧且身痛，为太阳表寒，当以汗解。尺中迟者，乃荣气不足，禁汗。

2.尺迟，非指至数而言，乃脉滞涩不畅之意，缘荣血不足，血脉失充，犹河中水少而流迟。其身痛者，乃荣前断则身痛。阳衰筋骨失养亦身痛，尺迟而无力。

【第51条】脉浮者，病在表，可发汗，宜麻黄汤。

按：

1.开首言脉，即以脉定证。

2.脉浮，病在表，故可汗，其他表症，尽在不言中，当前后互参。

若脉浮而无力者，乃真气外越，断不可汗，当敛其真气。

3.仅脉浮，就可用麻黄汤吗？当然不行，还应具备恶寒、发热、无汗、头身痛等，仲景之所以未备述，因前已述及，故不复赘。学者不可孤立地看待每条，必须前后互参。

【第52条】脉浮而数者，可发汗，宜麻黄汤。

按：

1.此亦首言脉，乃以脉定证。

2.浮数之脉可主表，可主热盛外淫。若浮数无力者，为真气外浮，且越虚越数，越数越虚。仅凭浮或浮数，不可贸然予麻黄汤，当前后互参。

【第53条】病常自汗出者，此为荣气和。荣气和者，外不谐，以卫气不共荣气谐和故尔。以荣行脉中，卫行脉外，复发其汗，荣卫和则愈。宜桂枝汤。

按：

1. 以病为名冠之者，泛指外感内伤百病。

2. 常自汗出，原因甚多，切不可见自汗者，辄予桂枝汤，当观其脉证，随证治之。

何时用桂枝汤？当脉浮缓，或浮弱者，虽无寒热表证，亦可予桂枝汤，调和营卫止其自汗。

3. 桂枝汤何以能治自汗？缘于营卫两虚，卫虚腠理不固，营虚津乃外泄，桂枝汤辛甘化阳，酸甘化阴，营卫俱补，营卫和谐，腠理固密则汗止。

【第54条】病人脏无他病，时发热、自汗出而不愈者，此卫气不和也，先其时发汗则愈，宜桂枝汤。

按：

1. 以"病人"为名冠之，意即涵盖了外感内伤，尽皆适用。

2. 自汗原因颇多，如：风客肌表，腠理不固，时发热自汗出；风温犯肺，郁热蒸迫而时发热自汗；湿阻，营卫不和而时发热自汗；气虚不固而时发热自汗；阴虚阳浮而时发热自汗；阳虚，虚阳浮动而时发热自汗；里热外淫而时发热自汗；瘀血、痰饮、气郁、食积阻遏，营卫不和而时发热自汗；脾虚，阴火上冲，而时发热自汗；阳虚，积阴之下必有伏阳，伏阳动而时发热自汗等。适于桂枝汤者，当为营卫两虚者。调补营卫，固密腠理，发热自汗自止。

【第55条】伤寒脉浮紧，不发汗，因致衄者，麻黄汤主之。

按：

1. 本条以麻黄汤治之，则此"伤寒"，当指太阳伤寒。

2. 此以脉定证，脉浮紧，乃太阳伤寒之脉，他症无须复赘，前后互参可也。

3. 衄，因寒束肌表，卫阳郁而化热，热伤阳络则衄。

衄后，有得衄则解者，亦有虽衄而不解者，此条已衄，仍用麻黄汤，显然虽衄未解。

已衄，未予凉血止血之品，反用辛温散寒之剂，实为治本者也。寒散，卫阳之郁解，自可衄止，此亦见血休治血之谓。

【第56条】伤寒不大便六七日，头痛有热者，与承气汤，其小便清者，知不在里，仍在表也，当须发汗；若头痛者，必衄，宜桂枝汤。

按：

1. 以"伤寒"冠名，方用桂枝汤，当为太阳中风证，故此"伤寒"，当为狭义伤寒。

2. 不大便六七日，方用承气汤治之，显然指阳明腑实而言。其头痛有热，亦为阳明热盛使然，其脉当沉实，方可予承气汤。

3. 不大便六七日，太阳表证仍在，当须发汗，可择用麻黄汤、桂枝汤或小汗法。本条用桂枝汤发汗，不仅小便清，还当具备桂枝汤证之特征方可予之。

已然不大便六七日，仍用汗剂而不用攻下之品，便结能解否？按道理，表解则里和，大便应下，惜本人并无发汗以治便结的经验，或可取表里双解之法治之。

4. 头痛者必衄，亦非尽然。太阳病本身就有头痛，亦非必皆衄。

【第57条】伤寒发汗已解。半日许复烦，脉浮数者，可更发汗，宜桂枝汤。

按：

1. 以"伤寒"冠名，指广义伤寒。

2. 发汗已解，半日许复烦，且脉浮数，乃表证未尽，热复起而烦。可更发汗，因已汗，须再汗者，不可用麻黄汤峻汗，宜桂枝汤，缓之剂。

3. 更汗标准，一是脉涩，汗出未彻，一是脉浮，表未尽，脉和缓者，乃邪退正复，不须再汗。

【第58条】凡病，若发汗、若吐、若下、若亡血、亡津液，阴阳自和者，必自愈。

按：

1. 以"病"为名冠之，泛指内伤外感百病。凡病，只要阴阳和，必自愈。

2. "阴阳和"，这是所有疾病康复痊愈的标准。所有疾病，都是阴阳不调；所有治疗，都是调其阴阳，使阴阳臻于和平。正如《至真要大论》所云："谨察阴阳所在而调之，以平为期。"

3. 衡量阴阳和的标准是什么？

（1）脉和缓，非浮紧数，亦非沉紧涩；

（2）既无里证，又无表证；

（3）正汗出。第49条："脉浮数者，法当汗出而愈。"第12条："遍身漐漐微似有汗者益佳。"

（4）第59条："得小便利，必自愈。"——测尿法。

（5）第148条："设不了了者，得屎而解。"——测屎法。

汗、尿、便三测法，这都是中医判断疾病转归的客观标准，也是判断阴阳和的客观标准。

【第59条】大下之后，复发汗，小便不利者，亡津液故也。勿治之，得小便利，必自愈。

按：

1. 本条无冠名，乃接上条而言。

2. 汗下可伤阳，亦可伤阴，此条即亡津液者。

3. 小便不利问题

（1）何谓小便不利？尿少，尿不畅，尿断续淋漓、尿急、余沥、尿分叉、尿涩痛频数等表现，均应属小便不利的表现。

（2）为何小便不利？

①湿阻：桂枝去桂加茯苓白术汤证；茵陈蒿汤证之湿热阻遏，小便不利；柴胡加龙骨牡蛎汤证之外邪内陷少阳阳明，胸满烦惊，小便不利；大黄硝石汤之湿热黄疸，小便不利。

②热蓄膀胱水热互结之五苓散证、猪苓汤证。

③阳虚水泛之真武汤证、桃花汤证、桂枝加附子汤证。

④热结：第242条之大承气汤证。

⑤热盛津伤第6条："风温……小便不利，直视失溲。"

⑥外寒内饮：第40条小青龙汤证，"或小便不利"。

⑦少阳枢机不利：第96条小柴胡汤证，"小便不利"。

⑧虚劳小便不利，《金匮要略·血痹虚劳病脉证并治》肾气丸证："小便不利者，八味肾气丸主之。"

⑨里水，"其脉沉，小便不利。"

⑩当归贝母苦参丸证："妊娠，小便难。"

（11）大黄甘遂证："妇人少腹满如敦状，小便微难而不渴，生后者，此为水与血俱结在血室也"等等。

4. 勿治之，自我调养，自我修复。不过度治疗。

5. "得小便利，必自愈"

小便利，是判断阴阳已和的标准之一。

小便利，须阴阳充盛，阴阳出入正常，方能"津液藏焉，气化则能出焉"。这涉及全身所有脏腑、组织器官的功能，方可阴阳和而小便利。

小便利与正汗出，都是判断阴阳调和的重要指征。正汗出，称测汗法；小便利，亦可称为测尿法。

叶天士《温热论》对于湿温，曰："通阳不在温，而在利小便。"后世把利小便解为利尿法。湿蕴原因多种，治法甚多，岂可见湿皆予利尿法？利小便，实为"小便利"。小便利，是阴阳调和的结果。反过来，湿病经治后，见小便转利，则知为阴阳已然调和矣。小便利，是判断疾病痊愈的重要标准，故仲景云："小便利，必自愈。"实寓深意。

【第60条】下之后，复发汗，必振寒，脉微细。所以然者，以内外俱虚故也。

按：

1. 此无冠名，乃接上条而言，涵盖了外感内伤百病。

2. 此汗下伤阳而阳衰。

阳衰指征：

（1）脉微细，此少阴脉；

（2）振寒，寒战也。

【第61条】下之后，复发汗，昼日烦躁不得眠，夜而安静，不呕、不渴、无表证，脉沉微，身无大热者，干姜附子汤主之。

按：

1. 此无冠名，乃接上条而言。

2. 汗下后阳衰。无表证，无太阳证也；不呕，无少阳证也；不渴，无阳明证也。证在阴，阳衰也。故以干姜附子汤以回阳，附子生用，且不用甘草之缓。

3. 何以昼日烦躁不得眠？昼为阳，阳升引动浮阳而烦躁不得眠；夜为阴，阴盛则静，故夜而安静。

【第62条】 发汗后，身疼痛，脉沉迟者，桂枝加芍药生姜各一两人参三两新加汤主之。

按：

1. 无冠名，乃接上条。

2. 汗后正虚邪未尽，当扶正祛邪。祛邪有桂枝汤加生姜，扶正有桂枝汤加芍药、人参。

3. 脉：脉沉迟有力且身痛，辛温散寒；脉沉迟无力且身痛，当温阳散寒，如桂甘姜枣麻辛附汤、桂枝加附子汤等；若脉沉迟无力且身痛，无寒象者，可用桂枝新加汤或黄芪桂枝五物汤等。

既然大法是扶正祛邪，就可依此法而衍生出众多的方子。桂枝新加汤乃举例而已，学者当举一反三。

【第63条】 发汗后，不可更行桂枝汤。汗出而喘，无大热者，可与麻黄杏仁甘草石膏汤。

按：

1. 此条无冠名，乃接上条。

2. "发汗后不可更行桂枝汤"，须具体分析，并非一概而论。

汗后可出现两种情况：

（1）汗后，汗出未彻，表未解，仍可再汗。

何以知汗出未彻？一是脉涩，二是恶寒未除，三是头身痛尚在。三者之中，以脉为重。

表未解者，用麻黄汤还是桂枝汤还是三小汗法？当视具体情况而言。表实者，予麻黄汤类；表虚者，予桂枝汤类；邪正皆挫表未解者，可采用三小汗法治之。

（2）汗后传变，其中又分两类：

①表未解而病已传，或传三阳，或传三阴，或化热、伤阳、伤阴、夹瘀、夹痰饮等，可采用双解法治之。

②表已解而传变，其传变类型并无一定模式，当视人正气强弱、邪之盛衰而异。总的原则是"观其脉证，知犯何逆，随证治之"。

3.本条是汗后而喘，予麻杏石甘汤。

表解否？已"无大热"，当指表无大热。因热郁于肺，郁热不得外达而身无大热。郁重者，不仅身无大热，还可出现恶寒。热郁于肺，肺气上逆而为喘。予麻杏石甘汤清热宣肺，亦寓火郁发之之义。

若表未解而热郁于肺者，此方可用否？可用，麻黄不仅宣肺平喘，尚可解表，故可用，此亦属双解法。

【第64条】发汗过多，其人叉手自冒心，心下悸，欲得按者，桂枝甘草汤主之。

按：

1.此无冠名，接前条而言。

2.汗后之变，可热化、寒化，可传三阳，亦可传三阴，并无一定模式。此条出现心阳虚而心下悸者，其脉当减，或弦减、或数减、或参伍不调而减，或寸弱等，皆阳虚之脉。其病位，当结合脏腑、经络辨证。因心下悸，病位在心，其证为心阳虚。

桂枝甘草汤，辛甘化阳，以振心阳。桂枝甘草汤是心阳虚的方根，在此方的基础上加味，可衍化出一系列方子，如桂枝甘草龙骨牡蛎汤；加附子，成桂枝甘草附子汤；加苓术，成苓桂术甘汤等。理通，自可随心所欲不逾矩。

【第65条】发汗后，其人脐下悸者，欲作奔豚，茯苓桂枝甘草大枣汤主之。

按：

1. 此无冠名，乃接上条而言。

2. 此心阳虚，寒水上逆，欲作奔豚。君火以明，相火以位。君火不明，坐镇无权，不能制下，则水寒上逆，而欲作奔豚。

奔豚之状，气从少腹上冲胸，今仅脐下悸，是奔豚之前驱症状，故曰"欲作奔豚"。此水气上冲所致。

苓桂术甘汤，取桂枝甘草辛甘化阳，振奋心阳，行镇摄之权。重用茯苓健脾安神利水，大枣培中。

用苓桂术甘如何？辨不了那么细。

苓桂枣甘汤：茯苓半斤，桂枝四两，炙甘草三两，大枣十五枚。

苓桂术甘汤：茯苓四两，桂枝三两，白术二两，炙甘草二两。

【第66条】发汗后，腹胀满者，厚朴生姜半夏甘草人参汤主之。

按：

1. 无冠名，接上条。

2. 此汗后伤脾，痰湿内生，阻滞气机而腹胀。属虚实夹杂，实多虚少，法宜消补兼施。

人参、甘草，补脾之虚，厚朴温中下气除胀，半夏开结燥湿化痰，辛开苦降，重用生姜温胃散寒，四药合用，散满消胀。其脉当弦滑而减。

张元素枳术丸，亦消补兼施，枳实一两，白术二两，如梧桐子大，每服50丸。衍化出橘皮枳术丸、半夏枳术丸、曲蘖枳术丸、木香枳术丸等，广为应用。

【第67条】伤寒若吐若下后，心下逆满，气上冲胸，起则头眩，脉沉紧，发汗则动经，身为振振摇者，茯苓桂枝白术甘草汤主之。

按：

1. 此以伤寒冠名，乃指太阳伤寒而言。

2. 脉沉紧，当分按之有力与无力。脉沉紧有力者，乃寒实凝痹，当予汗法散寒，如麻黄汤；脉沉紧无力者，乃阳虚阴盛，水饮之气上冲，当温阳解寒凝，如桂甘姜枣麻辛附汤。

3. 依方证分析，本条乃心脾阳虚，坐镇无权，土不制水，导致水饮之气上冲。桂枝甘草振奋心阳，茯苓白术甘草培土以制水。

4. 上症之机理，皆因水气上冲。

（1）"心下逆满，气上冲胸"，饮干于上。

（2）"起则头眩"，水饮上泛。

（3）"身为振振摇者"，阳虚水泛动经，剧则振振欲擗地，

54

筋惕肉瞤，眩冒，巅眩。

【第68条】发汗病不解，反恶寒者，虚故也，芍药甘草附子汤主之。

按：

1. 无冠名，接上条。

2. 此误汗伤阳，致成虚证。以方测之，当为阴阳两虚。

阳虚的表现，除恶寒外，尚可见肢冷，头、腹、肢痛或拘挛等，脉当弦减或微细，总是一种按之不足之象。

阴虚据何以断？主要是脉细。

此方阴阳双补，在此基础上，亦可加人参、桂枝、当归等，组成众多双补之方。

【第69条】发汗，若下之，病仍不解，烦躁者，茯苓四逆汤主之。

按：

1. 此无冠名，接前条。

2. 此亦言汗下之后变证。汗下后阳伤，病仍不解。此病不解，已非太阳表证不解，泛指原病不解，原病可指外感表证，可指表证变证，亦可指内伤杂病而言。以方测证，当为阳虚，则此烦躁，当为阳虚而烦躁。阳虚者，脉当微细。予茯苓四逆汤者，回阳且安神。

【第70条】发汗后，恶寒者，虚故也；不恶寒，但热者，实也，当和胃气，与调胃承气汤。

按：

1. 此无冠名，乃接上条。

2. 太阳病误汗或汗不得法，致病传变，其传并无定式。本条言汗后可伤正致成虚证，其虚也，可阳虚，亦可阴虚；或脾虚，亦可肾虚、心虚等。汗后亦可化热成实，若见承气之脉证腹证者，可予调胃承气汤和其胃气。

【第71条】太阳病，发汗后，大汗出，胃中干，烦躁不得眠，欲得饮水者，少少与饮之，令胃气和则愈。若脉浮，小便不利，微热，消渴者，五苓散主之。

按：

1. 以太阳病名之，当包括太阳伤寒、中风、温病。

2. 汗后伤津，胃中干而烦躁不得眠，可少少与饮之，使胃得滋润，胃津得复而安。若饮水不愈，麦门冬汤、沙参麦冬汤、益胃汤等皆可酌用之。

若汗后表不解，邪气随经入腑，水热互结，成"膀胱蓄水"证。热与水结，水遏则热炽，热蒸则湿横，水热互结，表证不解，故脉浮，浮是表证代表性特征。湿阻气化不利，致小便不利、消渴。

五苓散、桂枝甘草通阳化气，茯苓、猪苓、泽泻、白术利水，且多饮暖水、汗出愈，亦通利三焦，开达玄府，寓解表之意。

4. 第28条桂枝去桂加茯苓白术汤，与本条皆是表加湿，何以28条去桂，本条不去桂？

第28条之表，是无汗，不可用桂，正如第15条所云："桂枝本为解肌，若其人脉浮紧，发热汗不出者，不可与之也。常须识此，勿令误也。"而第 71 条是发汗后，大汗出，表未闭，故可用桂。

【第 72 条】发汗已，脉浮数，烦渴者，五苓散主之。

按：

1. 此无冠名，接上条。

2. 本太阳病，何以发汗不解，脉仍浮数？因汗出不当。过汗，有多种传变，此条是太阳表邪随经入腑，与水相结，形成太阳蓄水证。水热互结，故尔表不解，脉浮数，气化不利，故而烦渴。以五苓散利水解表，表里分消，"汗出愈"。

【第 73 条】伤寒，汗出而渴者，五苓散主之。不渴者，茯苓甘草汤主之。

按：

1. 以伤寒为名冠之，当指狭义伤寒。

2. 汗后而渴者，可伤津而渴，亦可汗后表邪随经入腑，成膀胱蓄水证而渴。第 71 条消渴，第 72 条烦渴，第 73 条渴，皆用五苓散，虽渴的程度不等，但病机相同，皆为膀胱蓄水，故而皆用五苓散。

3. 第 71 条脉浮，第 72 条脉浮数，示表证未解。此条未言脉，表证解否？表邪随经入腑后，水热互结，表证或已解，或未解。本条未言脉，则两种可能都存在。若无表者，五苓散可用否？可用。有表者，可利水解表；若无表者，桂枝的作用是通阳化气，故有表无表皆可用。

4. 何以汗出不渴？以汗后水不在膀胱，无碍膀胱之气化，津液仍可上承，故口不渴。水何处理？参第 356 条可知。第 356

条云："伤寒，厥而心下悸，宜先治水，当服茯苓甘草汤，却治其厥。不尔，水渍入胃，必作利也。"此水在心下，予茯苓甘草汤，温胃散水。茯苓淡渗利水，桂枝通阳，生姜温胃散水，甘草和中，共奏温胃散水之功。

【第74条】中风，发热，六七日不解而烦，有表里证，渴欲饮水，水入则吐者，名曰水逆，五苓散主之。

按：

1. 以"中风"为名，乃指太阳中风而言。六七日不解，乃表热与水相结，而表不解也。

2. "有表里证"，表指太阳中风，里指水。烦渴欲饮，是太阳蓄水；水入则吐，称为水逆证，乃太阳蓄水之重者。水蓄于下，上干于胃，致水入即吐。

【第75条】未持脉时，病人手叉自冒心，师因教试令咳而不咳者，此必两耳聋无闻也，所以然者，以重发汗，虚故如此。发汗后，饮水多必喘；以水灌之亦喘。

按：

1. 此无冠名，乃接上条而言。

2. 令咳不咳，知为耳聋，此闻诊小技巧。何以耳聋？汗后伤阳因而聋；阳伤神不宁，叉手自冒心，桂枝甘草汤即见此症。耳乃清窍，阳虚清阳不升，耳乃聋，东垣益气聪明汤即益气升阳治耳聋。

3. 汗后阳虚，饮水多而水饮不化，上凌于肺而喘；水灌之水益蓄，亦喘。当温阳化饮，如苓桂术甘汤、茯苓甘草汤等。

【第76条】发汗后，水药不得入口，为逆，若更发汗，必吐下不止。发汗吐下后，虚烦不得眠，若剧者，必反复颠倒，心中懊憹，栀子豉汤主之；若少气者，栀子甘草豉汤主之；若呕者，栀子生姜豉汤主之。

按：

1. 无冠名，乃接上条而言。

2. 虚烦，指无形热邪郁于胸膈致烦，无痰、水、瘀、食等有形实邪。《内经》曰："诸逆冲上，皆属于火。"

何以虚烦不得眠，水药不得入口？本太阳病，汗下不解，表热郁于胸膈，火热内扰而虚烦不得眠；肺胃不和，胃热移肺，肺不受邪，反归于胃，故吐下不止；剧者，反复颠倒，心中懊憹，法当清透胸膈之郁热。栀子豉汤辛开苦降，辛以解郁透热，苦以降浊清火。薛生白连苏饮亦辛开苦降之剂，治呕恶不止，昼夜不差者，与栀子豉汤之理相通。少气者加甘草益气。呕者加生姜止呕。本就呕吐，何以另加生姜？诸辛以宣清也。

【第77条】发汗，若下之，而烦热、胸中窒者，栀子豉汤主之。

按：

1. 无冠名，接上条。

2. 何以烦热胸中窒？乃汗下之后，表热内陷胸膈，阻滞气机，故尔胸中窒。

【第78条】伤寒五六日，大下之后，身热不去，心中结痛者，未欲解也，栀子豉汤主之。

按：

1. 以伤寒冠名，乃指广义伤寒而言。

2. 何以心中结痛？乃表证大下后，邪陷胸膈，阻滞气机，第77条是胸中窒，气滞较轻；本条是心中结痛，气滞更重。身热不去者，表未解也。

【第79条】伤寒下后，心烦，腹满，卧起不安者，栀子厚朴汤主之。

按：

1. 以伤寒冠名，乃广义伤寒。

2. 伤寒下后，热陷胸膈，致心烦卧起不安，与反复颠倒意同。腹满者，其气滞范围较胸中窒更大，波及脘腹，故加厚朴、枳实以行气，畅达气机以透热。

【第80条】伤寒，医以丸药大下之，身热不去，微烦者，栀子干姜汤主之。

按：

1. 以伤寒冠名，当为广义伤寒。

2. 大下之后，身热不去，知表未解，而热已陷，故烦。微烦，亦热郁较轻而已。何以加干姜？干姜温胃，必有胃寒之证，仲景未言，揣度当有胃脘痞满、腹鸣下利等，与栀子同用，亦辛开苦降，调其寒热。

【第81条】凡用栀子豉汤，病人旧微溏者，不可与服之。

按：

1. 此无冠名，接前。

2. 此言栀子豉汤禁。栀子豉汤乃清透郁热之剂，若旧有微溏，乃脾胃虚寒，故不可用。

栀子豉汤小结：

栀子豉汤清透胸膈郁热，乃辛开苦降之剂。何以不用黄芩、黄连？黄芩、黄连苦寒沉降，乃遏气机；栀子清而宣透，宜于郁热。

热郁胸膈，可心烦、不眠、心中懊侬、卧起不安、反复颠倒，皆热扰心神之症，故凡心慌、心悸、烦乱失眠诸症，皆可予之。胸中窒，心中结痛，与心绞痛颇似，亦可用于心脏病者；热郁胸膈，气机不宣，胃气逆而吐利不食者，或气窒重而脘腹胀满者，加枳实、厚朴，胃寒者加干姜，皆可用于胃肠病；栀子豉汤合升降散，治外感高热、痉厥，合麻杏石甘汤治呼吸系病等，只要认准是郁热，皆可灵活变通，用于广泛病变。

准确运用栀子豉汤，关键在于掌握沉而躁数之火郁脉，其次为外寒内热的症状表现。欲穷千里目，更上一层楼，此楼即明理，掌握应用标准！

【第82条】太阳病，发汗，汗出不解，其人仍发热，心下悸，头眩，身瞤动，振振欲擗地者，真武汤主之。

按：

1. 此乃太阳病的表证的类证，故以太阳病为名冠之。

2. 为何太阳病的类证汗出不解？

该条本是少阴阳虚夹饮证，类于太阳病，所以误汗，汗出不解。

什么不解？是太阳证的类证不解。太阳证的表现，有寒热、头身痛、无汗或自汗。这些临床表现与太阳表证类似，然非太阳表证。

为什么阳虚夹饮者可以出现类太阳病的表现呢？因阳虚者，固可恶寒；阳虚者，虚阳浮动而发热；阳虚经脉失荣而头身痛，阳虚腠理开阖失司而无汗或自汗。证虽似，而脉不同，庸医只着眼于症状，未能查脉，误将少阴证断为太阳病，予以发汗，致阳虚水泛，而现本条及第316条之诸症，小便不利、咳、利、呕、腹痛、身痛等。

何以出现上述症状？阳虚而寒，虚阳浮动而热。水饮凌心而心下悸，经脉失于温煦而动惕，阳不上达而头眩。

阳虚水泛与太阳病症状颇似，如何鉴别呢？当以脉别之。少阴脉当微细而沉。若虚阳浮动，脉可浮、可大、可数、可寸浮大，然按之虚。

3. 第28条："服桂枝汤，或下之，仍头项强痛，翕翕发热，无汗，心下满微痛，小便不利者，桂枝去桂加茯苓白术汤主之。亦水饮停蓄，营卫不和，形成太阳病类证，只是阳虚未甚，尚无筋惕肉瞤，振振欲擗地，故未加附子。若阳虚重而加附子，则成真武汤。二方相较，有阳虚轻重之别。

【第83条】咽喉干燥者，不可发汗。

按：

1. 无冠名，接上条，是指太阳病咽干者，禁用汗法。

2. 咽干者，可汗与不可汗，需分清咽干的原因与发汗的方法，不能一概禁汗。欲咽不干，必须有津液濡润。而津液能够上承以润咽，是个非常复杂的过程，任何一个环节的障碍，都可导致咽干。

咽干的诸多原因，大致可分虚实两大类。实者，邪阻津液不得上承。其邪包括外因、内因、不内外因，以及内生五邪之阻隔。其中，六淫中之阴邪客于肌表者，可汗；阴邪直犯于里而阻遏津液上承者，亦可汗。若兼正虚者，可扶正发汗。若云广义汗法，乃不汗而汗者，八法皆可为汗法，则咽干者无汗禁。

【第84条】淋家，不可发汗，发汗必便血。

按：

1. 此以"淋家"为名冠之，实接第82条"太阳病发汗"。为什么言淋家不可发汗呢？必因淋家见可汗之证。汗法是治疗太阳病之大法，今欲用汗法，必是淋家又感邪而出现太阳病，所以欲汗之。故，此条的名称应是淋家合并太阳病。

2. 淋家合并太阳病，皆不可汗吗？未必，淋有表里虚实、寒热之分，其名有气、劳、血、膏、石之分，具体情况当具体分析，况中医标本缓急，尚有新病先治的原则，所以淋家有当汗之证亦可汗。若兼里证或正虚者，可相兼而治，不可过于拘泥，非必皆禁。

【第85条】疮家虽身疼痛，不可发汗，汗出则痉。

按：

1. 此无冠名，接前条，实指疮家并太阳病，当禁汗。

2. 疮分阴阳两大类，确有太阳表证者，亦当汗之，可表里双解，非必皆禁，当具体情况具体分析。

【第86条】衄家，不可发汗，汗出必额上陷，脉急紧，直视不能眴，不得眠。

按：此亦亡血家患太阳病者，不可汗，那么太阳病怎么办？也还得汗解。所谓禁汗，是指单用汗法，若表里同治，当亦可。

63

【第87条】亡血家不可发汗，发汗则寒栗而振。

按： 此言亡血家又患太阳病者，当禁汗。那么所患太阳病当何处措？当久病新病兼治。

【第88条】汗家，重发汗，必恍惚心乱，小便已阴疼，与禹余粮丸。

按： 此汗家合并太阳病者，单用汗法者禁，当久病新病兼顾，如第18条之："喘家作桂枝汤，加厚朴杏子佳。"或如大小青龙汤、桂枝加桂汤、桂枝新加汤等，皆相兼而治者。

【第89条】病人有寒，复发汗，胃中冷，必吐蛔。

按： 此阳虚之人新感太阳病者，单纯发汗当禁，然扶正祛邪，久病新病相兼者，当亦可，如麻黄附子甘草汤法。

【第90条】本发汗，而复下之，此为逆也；若先发汗，治不为逆。本先下之，而反汗之为逆；若先下之，治不为逆。

按：

1. 无冠名，泛指各病而言。

2. 本条言表里汗下先后之次第。此必表里相兼者，因有表证故汗之，因有里实故下之。孰先孰后？可表里相兼而治，依其轻重缓急以取之，如后世之防风通圣散等。

【第91条】伤寒，医下之，续得下利清谷不止，身疼痛者，急当救里。后身疼痛，清便自调者，急当救表。救里宜四逆汤；救表宜桂枝汤。

按：

1. 此以伤寒为名冠之，当为广义伤寒。

2. 此言伤寒下后表里缓急救治之次第。当取其标本缓急，相兼而治。

【第92条】病发热，头痛，脉反沉，若不差，身体疼痛，当救其里，四逆汤方。

按：

1. 此以病为名，泛指外感内伤百病。

2. "发热头痛，身体疼痛"，意指太阳病而言，有汗否？恶寒否？诸症并未全列，乃省略之笔。

3. "脉反沉"，沉主里，然亦主表。寒凝脉沉而紧，又见发热头身痛等，当汗而解之。若脉沉而微细者，则当温里，予四逆汤；或桂枝汤与四逆汤相合而治，如桂枝加附子汤等，观其轻重缓急而处措。

【第93条】太阳病，先下而不愈，因复发汗，以此表里俱虚，其人因致冒，冒家汗出自愈。所以然者，汗出表和故也，里未和，然后复下之。

按：

1. 此太阳病汗下变证，故以太阳病为名冠之。

2. 冒：为头目犹物蒙蔽，似蹲久突然站起，体位性的脑缺血而发生的眩晕眼黑，欲仆状。可偶见，亦可频繁出现，日十余次。误汗下后，何以致冒？因表里俱虚，清阳不得上达，因而致冒。

表解否？已解。何也？本太阳病，属实，迭经汗下后，已成"表里俱虚",表证焉在？里实证在否？里实亦解。因汗下之后，里亦虚，已无可下之证，知里亦解。

"表里俱虚"，什么虚？阳虚。因冒为阳虚清阳不升所致，知此表里虚，乃阳虚也。

3."冒家汗出自愈"，此汗乃阴阳调和，不汗而汗之正汗。

正汗出何以病愈？因正汗出，必阴阳充盛，且运行敷布正常，方能阳加于阴谓之汗。反过来，见正汗出，可推知病已愈。

《金匮要略·妇人产后病脉证治》曰："亡血复汗，寒多，故令郁冒……血虚而厥，厥而必冒。冒家欲解，必大汗出……所以产妇喜汗出者，亡阴血虚，阳气独盛，故当汗出，阴阳乃复。大便坚，呕不能食，小柴胡汤主之。"

冒，第93条是正虚邪郁而冒，当散邪；产后而冒，是正虚阳浮而冒，当养血滋阴恋阳。

4."表解里未和，然后复下之。"必有可下之证而下之。本已表里俱虚，何以又下之？必里虚已转里实，有可下者，方下之。

【第94条】太阳病未解，脉阴阳俱停，必先振栗汗出而解。但阳脉微者，先汗出而解；但阴脉微者，下之而解。若欲下之，宜调胃承气汤。

按：

1.此太阳病变证，故以太阳病为名冠之。

2.什么变证？乃战汗。

（1）何谓战汗？即在原发病的基础上，先战而后汗者，谓之战汗。

何以不言"在外感病的基础上，而称在原发病的基础上"？

因战汗虽多见于外感，如"温病解之以战"，然内伤杂病亦有战汗者，故曰"在原发病的基础上"，实则包括外感内伤。

（2）何以知欲作战汗？战汗是汗法的一种特殊形式，医者无法主动使病人战汗，医者只能助其战汗。在予以适当治疗，或祛邪，或扶正之后，促使病人战汗乃解。当属广义汗法，而非狭义汗法。

（3）"脉阴阳俱停"，停乃伏也，沉伏难以触及，为脉停，非无脉也。

"但微者"，非微脉，乃是形容词，指脉微伏，若果为微脉乃阴脉，则断不可汗下。

（4）战汗的机理：为何出现战汗？乃邪正剧争，邪遏气血而脉伏，正气奋与邪争而寒战。

为何战汗之前不出现脉伏寒战？因邪气盛或正气弱，无力相争，故不战。待挫其邪势，或正气蓄极而强时，则正气与邪气才能决战，而现战汗。

邪气强者，挫其邪势，如瘟疫邪伏募原，表里之气阻隔，待予达原饮，溃其募原之伏邪，使表里之气通达，奋与邪争则战汗而解，此即叶天士所云："若其邪始终在气分留连者，可冀其战汗透邪。"又云："再论气病有不传血分，而邪留三焦，亦如伤寒中少阳病也，彼则和解表里之半，此则分消上下之势，随证变法，如近时杏、朴、苓等类，或如温胆汤之走泄，因其仍在气分，犹可望其战汗之门户，转疟之机括。"杏、朴、苓等，宣上、畅中、渗下，即化其湿浊，调畅三焦，展布气机，此即开战汗之门户，使正气奋与邪争，乃战而胜之。

若里之邪结，气机不通，予调胃承气汤下之，挫其邪势，气机畅达，则正气与邪奋力相争而战汗。调胃承气，亦助胃气，寓补于泻，通调腑气，亦即益胃也。

里虚者，糜粥自养，以俟胃气来复，邪正相争而战。

阴虚者，待阴液复，正气强，亦可奋与邪争而战。如《温病条辨·下焦篇》第19条云："邪气久羁，肌肤甲错，或因下后邪欲溃，或因存阴得液蒸汗，正气已虚，不能即出，阴阳互争而战者，欲作战汗也。复脉汤热饮之，虚盛者加人参；肌肉尚盛者，但令静，勿妄动也。"此即阴虚邪羁而战汗。

阳气虚者，正邪相搏，亦可战汗而解，如《伤寒论》第101条云："伤寒中风，有柴胡证，但见一证便是，不必悉具。凡柴胡汤病证而下之，若柴胡证不罢者，复与柴胡汤，必蒸蒸而振，却复发热汗出而解。"蒸蒸而振，即战汗之轻者。《景岳全书·伤寒典·战汗》曰："若其人本虚，邪与正争，微者为振，甚者为战。"振与战，皆战汗，有轻重之别。

太阳病未解，可见战汗，如本条。少阳证未解，可蒸蒸而振见战汗；阳明病不解，下之后可战汗，可见三阳经皆可战汗。阴虚者可战，阳虚者，亦可战。可见战汗不局限于温病范畴。

至于战汗的临床表现、战后转归、战后调养等，待讲汗法时再述。

【第95条】太阳病，发热、汗出者，此为荣弱卫强，故使汗出，欲救邪风者，宜桂枝汤。

按：

1. 此太阳中风之桂枝汤证，故以太阳病为名冠之。

2. "营弱卫强"，皆云营气弱，而风伤卫，则卫气强。营弱无疑也，故用芍药、甘草酸甘化阴以益阴；卫强，何以反用桂枝、甘草辛甘化阳以助阳？余却疑之。桂枝汤是阴阳双补之轻

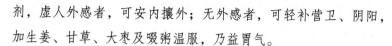

剂，虚人外感者，可安内攘外；无外感者，可轻补营卫、阴阳，加生姜、甘草、大枣及啜粥温服，乃益胃气。

3.营卫两虚何以发热汗出？营虚卫浮而热，卫不固而汗自出。

4.予桂枝汤，目的在于扶正以祛邪，"安内攘外"。

【第96条】伤寒，五六日，中风，往来寒热，胸胁苦满，嘿嘿不欲饮食，心烦喜呕，或胸中烦而不呕，或渴，或腹中痛，或胁下痞硬，或心下悸、小便不利，或不渴，身有微热，或咳者，小柴胡汤主之。

按：

1."伤寒五六日中风"，究竟是伤寒还是中风？此当断开读，或为太阳伤寒，或为太阳中风，即"伤寒或中风五六日"，皆可传入少阳，而成小柴胡汤证。

2.本条是典型的小柴胡汤证。

（1）少阳证的本质是"半阴半阳，半虚半实"，是阴阳之交界，出则三阳，入则三阴。

关于少阳病的本质，在第97条讲得很清楚，"血弱气尽"，这是半阴半虚的一面，"邪气因入，结于胁下"，这是半阳半实的一面。所以少阳病的本质是半阴半阳，或半虚半实。

可是第148条曰："此为半在里半在外也"，于是，后世医家皆依此，把半表半里解为少阳证的病位。

三阳经，太阳为表，阳明为里，所以少阳病的病位应居于太阳病与阳明病之间，《伤寒论》六经排序应太阳、少阳、阳明，传变之序也不是一日太阳、二日阳明、三日少阳，而应是一日太阳、二日少阳、三日阳明。可是仲景为什么把少阳病放在阳明病之后呢？这难以解释，于是搬出了错简论，赖王叔和弄错了，叔和冤哉。

少阳病半阴半阳，居阴阳交界，是指性质而言，非指病位。少阳半阴半阳，可寒化热化，热则三阳，寒则三阴。少阳主枢，乃阴阳出入之枢，出则三阳，入则三阴。

那么，这个"半在表半在里"的表与里，如何理解呢？表为阳，里为阴。半表半里，即半阴半阳，是病机、病性的概念，而不是部位概念。

（2）少阳病提纲证

①口苦。很多医家以口苦为少阳病的主症，云："尤以口苦最可辨为少阳病。"口苦以胆热蒸迫胆气上溢多见，但口苦又非少阳病所独有，如《素问·奇病论》曰："胆虚气上溢而口为之苦。"《素问·五运行大论》曰："南方生热，热生火，火生苦。"《金匮要略·百合狐惑阴阳毒病脉证治》曰："口苦"。可见，胆虚、实热、虚火，皆可口苦，非少阳病之一端，若见口苦即认定是少阳病，有失偏颇。

②咽干。表里内外，虚实寒热皆有。少阳病的咽干，可因胆热上熏而咽干，亦可因枢机不利，三焦不畅而津不上承所致。

③目眩。原因甚多，虚实寒热皆有，少阳病的目眩，可因胆热上熏，亦可因清阳不升所致。

（3）少阳病的主症

第96条列出了少阳病本证的主症为："往来寒热，胸胁苦满，嘿嘿不欲饮食，心烦喜呕。"

①何以往来寒热？第97条云："正邪分争，往来寒热。"正与邪争则热，正怯与邪分则寒。

正气与邪气为何有分有争？这取决于正气的强弱。正气强，出与邪争而热；正气虚，不能胜邪，战之馁怯而退，邪气胜则寒。待正气蓄而强，复出与邪争则又热，战而不胜，再退则再寒，于是寒热往来反复出现，一日可数次，甚至一二十次。

少阳病之寒热往来的特点是先寒后热，不同于杂病者先热后寒。内伤杂病中，由于正气虚弱，阳气浮动而阵烘热，热后汗出而身冷。阴虚者，阴不制阳而阳乃动，当烦劳、情绪波动或夜晚阳入阴时，阳动而烘热，伴面赤心烦，热后汗出，阳随汗泄，周身又觉飒冷，一日可数作。气虚者，烦劳则张，气浮而热，热则汗出身凉。血虚者，气无依恋而乃动，气动则热，继之汗出而寒。阳虚者，虚阳升浮，亦见热、汗、寒。

其他如疟之寒热往来，热入血室之寒热如疟，湿热蕴阻之寒热往来，肝胆郁热之寒热往来，邪伏募原之寒热往来，奔豚之寒热往来，均可视为少阳病之变证，皆可依少阳病之大法治之。至于《伤寒论》小汗法之寒热如疟，乃寒热并作，属太阳表证，而非少阳证。

②何以胸胁苦满？

少阳经脉布胸胁，少阳枢机不利而胸胁苦满，但胸胁苦满之因甚多，非少阳病所独有。

③何以嘿嘿不欲饮食？乃木不疏土，已见太阴饥而不欲食之端倪。

④心烦喜呕，乃木火扰心而心烦，如厥阴病之心中热痛。木克土而呕。

【第97条】血弱气尽，腠理开，邪气因入，与正气相搏，结于胁下。正邪分争，往来寒热，休作有时，嘿嘿不欲饮食，脏腑相连，其痛必下，邪高痛下，故使呕也，小柴胡汤主之。

服柴胡汤已，渴者属阳明，以法治之。

按：

1. 此无冠名，然方用小柴胡汤，可知此为伤寒少阳证。

2. 本条一言少阳证之病机，二言少阳证之传变。

（1）少阳证病机

血弱气尽，邪气因入，此少阳病半阴半阳、半虚半实之病机。邪正相争而不胜，故寒热往来。少阳郁结，木不疏土而不欲食。

（2）少阳证病位

胁下乃少阳经之分野，故病位在少阳。

（3）少阳病的传变

①表里相传

肝胆相表里，故曰"脏腑相连"。胆与肝相连，少阳病变，可传至厥阴，故少阳证中，已见厥阴病之端倪。

表1　厥阴经与少阳经主症对比

厥阴经	少阳经
心中热	心烦
饥而不欲食	嘿嘿不欲饮食
四肢厥热交替	寒热往来
吐蛔	喜呕
心中痛	胸胁苦满
肝虚伏阳，寒热错杂	半阴半阳

②相克传变

木克土，脏病传腑，即"其痛必下，邪高痛下"。

"其痛必下"，"痛"作病解，何谓高？克者为高；何为下？被克者为下。木克土，故木为高，土为下，木传土，肝传脾。少阳郁结，不能疏土，则土郁。少阳证已具太阴之端倪。

72

表2　太阴经与少阳经主症对比

太 阴 经	少 阳 经
腹满痛	胸胁苦满，或腹中痛
吐	呕
食不下	嘿嘿不欲饮食
自利益甚	无
脾 虚	半虚半实

②出则三阳，入则三阴

少阳居阴阳交界之间，出则三阳，入则三阴。少阳热化，则传三阳，如本条曰"渴者属阳明"。第104条曰："潮热者，实也"，予小柴胡加芒硝汤；第103条大柴胡汤。

少阳寒化，则入三阴，如少阳篇第269条曰："伤寒六七日，无大热，其人躁烦者，此为阳去入阴故也。"第270条曰："伤寒三日，三阳为尽，三阴当受邪。"

【第98条】得病六七日，脉迟浮弱，恶风寒，手足温，医二三下之，不能食，而胁下满痛，面目及身黄，颈项强，小便难者，与柴胡汤，后必下重。本渴饮水而呕者，柴胡汤不中与也，食谷者哕。

按：

1.本条言小柴胡汤之禁忌，然无冠名，乃接上条而言。上条言伤寒之少阳病小柴胡汤证，而本条之"得病六七日"，何病？当为少阳病小柴胡汤表证。

2.脉迟浮弱：迟弱，阴脉；浮为阳脉。阳衰者，当沉迟弱，今不沉反浮，何也？其浮，为阳浮，或为虚阳外越而脉浮，或为表证而脉浮。脉证合参，此脉乃脾虚湿蕴。

3.症

（1）恶风寒，乃阳虚湿阻，营卫不和而恶风寒，似表非表。

（2）手足温者，以脾主四肢，知脾阳未衰，手足尚温。

（3）不能食、便难、下重、呕、渴、小便难乃湿阻气机。面目及身黄，乃湿蕴蒸，阴黄也；颈项强，乃湿阻，经腧不利；胁下满痛，乃湿遏少阳之气被郁。

本条似少阳而非少阳证，乃脾虚湿蕴阳伏，非小柴胡所宜，脾虚湿蕴，当健脾利湿，分消走泄，佐以清其伏热。而小柴胡汤清少阳之热，误用苦寒则伤脾遏湿，故非所宜。

【第99条】伤寒四五日，身热，恶风，颈项强，胁下满，手足温而渴者，小柴胡汤主之。

按：

1. 此以伤寒为名，乃三阳合病，治以小柴胡汤，和解表里。

2. 此条所述症状，与第98条颇似，然第98条为小柴胡汤禁，而此条以小柴胡汤主之，何以不同？

本条身热恶风，颈项强，符合太阳病之特征；胁下满，乃少阳病之征；手足温而渴者，乃阳明病之象，故为三阳合病，予小柴胡汤主之，和解表里，疏利三阳之枢。

【第100条】伤寒，阳脉涩，阴脉弦，法当腹中急痛，先与小建中汤，不差者，小柴胡汤主之。

按：

1. 此伤寒之变证，故以伤寒名之。

2. 脉症：何谓涩脉？王冰注曰："涩者，往来不利而蹇涩也。"吾以脉来搏起之振幅小作为涩脉唯一特征。涩脉分虚实两类：邪阻气血不畅而振幅小，当按之有力；或气血虚衰，无力鼓击血脉而振幅小，此为虚，当沉取无力。

本条为阳涩，乃寸涩，此阴阳两虚；尺弦者，因阴阳两虚，经脉绌急而腹中急痛。予小建中汤阴阳双补，重于益阴血，缓挛急。服之不效者，因中虚木郁下陷，故改用小柴胡疏达少阳，以解木陷。痛泻药方寓有此意。

本条是试验性治疗，先小建中汤不效，改用小柴胡汤。如第208条阳明腑实，先用小承气汤，转矢气者，才用大承气汤，即试验疗法。

【第101条】伤寒中风，有柴胡证，但见一证便是，不必悉具。凡柴胡汤病证而下之，若柴胡证不罢者，复与柴胡汤，必蒸蒸而振，却复发热汗出而解。

按：

1.何为"伤寒中风"？可有三解：一是或伤寒，或中风，皆可传入少阳，出现柴胡证；二是广义伤寒之中风；三是狭义伤寒又感阳邪，风为阳邪，故曰中风。何者为是？当为或伤寒或中风为是。

2.但见一证便是，认识不一。柴胡证，可见少阳提纲三证，及典型小柴胡四症，共七症。这七症，哪一个也不是小柴胡证所独有，见哪一症也不能断然诊为小柴胡证，否则会有失偏颇，是对原文解读的断章取义。本条明言"伤寒中风，有柴胡证"，前提是有伤寒或中风的太阳表证。太阳表邪是否传入少阳成柴胡汤证呢？据何而断？若具柴胡七症之一，即可断为已入少阳；若未见，则未入少阳。此与《伤寒论》第4、5两条精神是衔接的。

《伤寒论》第5条云："伤寒二三日，阳明少阳证不见者，为不传也。伤寒已二三日，按日传经，当传阳明少阳，可是临床上传不传，还要依据临床表现具体分析。若已见阳明、少阳证为已传，若未见则未传。

《伤寒论》第4条云："伤寒一日，太阳受之，脉若静者为不传，颇欲吐，若躁烦，脉数急者，为传也。"本为太阳病，脉数急，又见躁烦，是已传阳明；若脉数急，颇欲吐，为已传少阳。这里并没有把阳明或少阳的所有特征全列出来，仅以躁烦示阳明热盛；以欲吐反映少阳郁结，此即但见一症，不必悉具。

3.柴胡汤证汗解问题

汗、吐、下为少阳证之三禁。误予下法，伤其正气，若正伤重者，可传三阴；若柴胡证不罢者，知下后正伤未甚，故仍予柴胡汤。

何以蒸蒸而振？此战汗之轻者，柴胡汤证本为半虚半实，邪正相搏，正邪互不能胜，复经误下，正气更无力驱邪，待服小柴胡汤后，扶其正，挫其邪，正气奋与邪争，故为战汗。

少阳证本禁汗，何以汗出而解？此乃广义汗法，不汗而汗者。此即少阳禁汗，又喜汗解，是调和表里，通畅三焦，阳加于阴之正汗也。见此正汗，示表解里和，汗出而解。此与第230条："与小柴胡汤。上焦得通，津液得下，胃气因和，身濈然汗出而解"者，理同。

【第102条】伤寒二三日，心中悸而烦者，小建中汤主之。

按：

1.此条言伤寒病的传变。此以伤寒名之，盖指广义伤寒而言，凡外感病及内伤病，皆可出现中州不足，阴阳两虚之证。

外感传变甚广，可热化传三阳，可寒化传三阴；可伤阳，亦可伤阴，伤寒以伤阳为主，温病以伤阴为主，而本条是阴阳两伤者。

2. 何以悸而烦？

悸而烦，皆心神不宁。心神不宁，或为邪扰，或为正虚。此阴阳两虚，神无所倚则悸而烦。

3. 何以用小建中汤？

建中者，建中州也。中州虚，生化不足，营卫两虚。小建中汤，辛甘化阳，酸甘化阴，倍芍药者，以阴虚偏重，加饴糖者，以养脾胃。

《金匮要略·血痹虚劳病脉证并治》曰："虚劳里急，悸，衄，腹中痛，梦失精，四肢酸疼，手足烦热，咽干口燥，小建中汤主之。"此虚劳，诸症蜂起，此即诸不足者，取之于中。胃气复，以灌四旁，五脏六腑得养，虚劳诸症得痊。本条亦悸，已见虚劳之征，故用小建中汤，以建中州。

【第103条】太阳病，过经十余日，反二三下之，后四五日，柴胡证仍在者，先与小柴胡；呕不止，心下急，郁郁微烦者，为未解也，与大柴胡汤下之则愈。

按：

1. 本太阳病，过经十余日，误下后邪传少阳，因由太阳病传变而来，故以太阳名之。

2. 邪传少阳，误下后，可有不同转归，一是柴胡证仍在，先与小柴胡汤；二是表邪内陷，成少阳阳明证，予大柴胡汤。少阳传变，亦如太阳证，可传三阳，亦可传三阴，并无定式。此条所列之变证有二，仅举例而已。

3. 何以知柴胡证仍在？脉当弦数减，再有可用少阳郁结可解释的七症之一二。

4.何以知为大柴胡证？既有小柴胡证的表现，又有阳明腑实证的表现，二者相合，称少阳阳明。

第 136 条云："伤寒十余日，热结在里，复往来寒热者，与大柴胡汤。"

第 165 条云："伤寒发热，汗出不解，心中痞硬，呕吐而下利者，大柴胡汤主之。"

《金匮要略·腹满寒疝宿食病脉证治》云："按之心下满痛者，此为实也，当下之，宜大柴胡汤。"

大柴胡汤表里双解，内攻外攘，此大法有无限拓展空间。关键要掌握标准，知少阳证标准、阳明病标准，才能正确判断是少阳阳明病，正确使用大柴胡汤。

【第 104 条】伤寒十三日不解，胸胁满而呕，日晡所发潮热，已而微利，此本柴胡证，下之以不得利，今反利者，知医以丸药下之，此非其治也。潮热者，实也。先宜服小柴胡汤以解外，后以柴胡加芒硝汤主之。

按：

1.以伤寒为名冠之，宜小柴胡汤以解外，推知此为狭义伤寒。

2.伤寒传少阳则胸胁满而呕，传入阳明则日晡潮热。潮热者实也，本当屎硬，反微利，乃医者误下所致。故曰非其治也。少阳未解者先服小柴胡汤以解外，若兼里热而便未结，只取芒硝咸寒胜其热。

大柴胡为少阳阳明，故表里双解。此条亦少阳兼阳明，虽有里热，然里未结，故仅取芒硝胜其燥热。

【第105条】伤寒十三日，过经，谵语者，以有热也，当以汤下之。若小便利者，大便当硬，而反下利，脉调和者，知医以丸药下之，非其治也。若自下利者，脉当微厥；今反和者，此为内实也。调胃承气汤主之。

按：

1. 此以伤寒名之，指广义伤寒。何以第104条云狭义伤寒，而本条却称广义伤寒？因第104条以小柴胡汤治之，属狭义伤寒之少阳病；此条属广义伤寒，因无论伤寒、中风、温病、湿温、热病，化热化燥，传至中焦后，皆异途同归，成阳明热证。故此伤寒，当为广义伤寒。

2. "过经谵语者，以有热也"，阳明浊热，逼乱神明，故尔谵语，当以汤下之。

《伤寒论》之谵语，多责阳明热结，至温病兴起，才有热陷心包而谵语。温病发展了《伤寒论》。

若阳明热结，逼乱神明而谵语者，热结津液旁渗，小便当利，大便当硬。反下利者，知医以丸药下之。汉代以丸药下之者，多用巴豆辛热之品下之，虽利热不除，仍谵语，故非其治也。

3. 脉调和者，非和缓之脉，尚热盛谵语，脉焉能和缓。此脉调和者，指脉与证相合。阳明热结者，脉当沉实，故曰："今反和者，此为内实也。调胃承气汤主之。"

"若自下利者，脉当微厥。"厥者，逆也，乃阴脉也。若下后病传三阴，则脉见阴脉，然未见阴脉，且脉证相合，知为阳明内实，当为协热下利，或热结旁流，故称"内实也"。

【第106条】太阳病不解，热结膀胱，其人如狂，血自下，下者愈。其外不解者，尚未可攻，当先解其外。外解已，但少腹急结者，乃可攻之，宜桃核承气汤。

按：

1. 此太阳腑证，膀胱蓄血，故以太阳为名冠之。

2. 病因：在表之邪化热，随经入腑，与血相结，遂成膀胱蓄血。

此膀胱蓄血，可看成下焦瘀热互结，应包括胞宫、回肠等下腹部。

3. 证候要点：少腹急结，其人如狂。小便自利，脉当沉涩有力。瘀热互结，而少腹急结；瘀热扰乱神明，则其人如狂。

4. 鉴别：膀胱蓄水是表热随经入腑，热与水结，气化不行，小便不利且渴。少腹急结否？小腹可膨隆、胀满，未至急结。

膀胱蓄血者，因热结在血分，不碍气化，故小便自利。血结而行涩，故少腹硬满痛。

5. 治疗：表证已解者，乃可攻之。若表邪未解，攻之表热继续下陷，方用桃核承气汤。

例：一女，1989年12月16日诊，人流后半月腿痛，一月后小腹硬痛，寒热往来，便干，小便利，脉弦细，沉取滑数大而有力，舌正常，予小柴胡合桃核承气，1剂血下，愈。

【第107条】伤寒八九日，下之，胸满烦惊，小便不利，谵语，一身尽重，不可转侧者，柴胡加龙骨牡蛎汤主之。

按：

1. 以伤寒为名，乃广义伤寒。

2. 何以烦惊谵语？烦惊、谵语乃神志症状。伤寒八九日，表证未解，误下后表邪内陷，扰乱神明则谵语烦惊。

3. 何以胸满、身尽重，不能自转侧？少阳枢机不利，气机郁结不畅，致一身尽重，不可转侧。

4. 方以小柴胡汤和解少阳，加大黄清肝胆之热，去甘草之壅滞，恐碍气机；加龙骨、牡蛎、铅丹之重镇，以安心神；加桂枝、茯苓，利小便，通利三焦。

铅丹有毒，可用磁石、生铁落或朱砂、琥珀、珍珠粉代之。

【第108条】伤寒，腹满谵语，寸口脉浮而紧，此肝乘脾也，名曰纵，刺期门。

按：

1. 以伤寒名之，乃广义伤寒，凡伤寒、中风、温病、湿温、热病，皆可见肝乘脾之候，故此为广义伤寒。

2. 木乘脾，乃沿相克规律传变，相乘者曰纵。刺期门，乃泻其肝。

3. 腹满者，肝乘脾也；谵语者，肝病而魂不宁，神不安也。

4. 寸口脉浮而紧，乃表寒未解。寸口有二种，一是指腕后主动脉，包括寸关尺三部，合称寸口；一是指寸关尺三部脉的右寸，即左寸为人迎，右寸为寸口。第3条云，太阳伤寒脉阴阳俱紧，当寸关尺三部皆紧。本条乃伤寒未解而浮紧，则此寸口，当指腕后动脉寸关尺三部之合称，此乃太阳伤寒之脉。

【第109条】伤寒发热，啬啬恶寒，大渴欲饮水，其腹必满，自汗出，小便利，其病欲解，此肝乘肺也，名曰横，刺期门。

按：

1. 以伤寒名之，亦指广义伤寒而言。

2. 肝乘肺，乃胜其所不胜，为反侮，曰横。刺期门，泻肝邪。

3. 啬啬恶寒者，表未解也；腹必满者，木乘土也。大渴欲饮水，乃热传阳明，此即第97条所云："渴者属阳明。"阳明热盛而自汗。虽渴而小便自利，知非饮停湿阻，此渴乃阳明热盛使然。

4. 以上两条，或横或纵，说明木可沿相乘规律传变，亦可沿相侮规律传变，无定式。

【第110条】太阳病，二日反躁，凡熨其背，而大汗出，大热入胃，胃中水竭，躁烦必发谵语；十余日振栗自下利者，此为欲解也。故其汗从腰以下不得汗，欲小便不得，反呕，欲失溲，足下恶风，大便硬，小便当数，而反不数及不多；大便已，头卓然而痛，其人足心必热，谷气下流故也。

按：

1. 以太阳病为名冠之，当涵盖太阳伤寒、中风、温病。

2. 本条可分四段，揭示太阳病的四种不同传变情况。各段当分读，并无因果关系。

第一段："太阳病，二日反躁，凡熨其背，而大汗出，大热入胃，胃中水竭，躁烦必发谵语。"此太阳病热入阳明，又误用熨法逼其汗，内外之热相迫，致大汗出，胃中水竭，而烦躁谵语。

第二段："其汗从腰以下不得汗，欲小便不得，反呕欲失溲，足下恶风。"此热壅阳明，阳不下达，上盛则下虚，致腰以下不得汗，足下恶风，小便不得，欲失溲。阳明热壅而呕，热盛津伤而大便硬。若阳明热结者，大便硬，逼津旁渗，小便当

82

数。此大便虽硬，而小便不数且不多，乃津亏使然，与阳明热结有别。

第三段："十余日振栗自下利者，此为欲解也"。振栗自下利者，乃正气复，驱邪外出而自下利。战而后汗者，谓之战汗；战而后利者，谓之战利。战利与战汗，其理相通。

第四段："大便已，头卓然而痛，其人足心必热，谷气下流故也。"此本气虚，便后气随便泄，清阳不达于巅，致头卓然而痛。其足心热者，缘于脾虚谷气下流。谷气，本当灌四旁，以濡养各脏腑，今脾虚，谷气不得灌四旁，反而下流。谷气何以下流？此与东垣阴火论道理相同，即饮食劳倦伤脾，脾虚湿气而下流于肾，相火闷塞其间，致阴火上冲，状如白虎汤证。本条之阴火未上冲，而是下流于肾，阴火窜入阴经，致足心热。此当健脾升清，可宗升阳益胃法治之。

一条分四段，示太阳病的四种不同传变。

【第111条】太阳病中风，以火劫发汗，邪风被火热，血气流溢，失其常度。两阳相熏灼，其身发黄，阳盛则欲衄，阴虚小便难，阴阳俱虚竭，身体则枯燥。但头汗出，剂颈而还，腹满微喘，口干咽烂，或不大便。久则谵语，甚者至哕，手足躁扰，捻衣摸床，小便利者，其人可治。

按：

1.此太阳中风火逆之变证，论火逆亡阳，故以太阳病中风为名冠之。

2.本条为太阳中风火逆之变证，可分三层释之。

第一层，开首至欲衄。太阳中风，本为营卫两虚又感受风邪。风为阳邪，又以火劫发汗，邪风被火热，两阳相扇，热入血分，血败则黄，热伤阳络则衄。

第二层，自阳虚至捻衣摸床。热盛伤阴，膀胱无津可藏而小便难；阴虚阳浮而头汗，剂颈而还；阳气上奔而喘，口干咽烂，上扰神明而谵语；大肠失润而不大便、腹满，肌肤失润而枯燥，胃气逆而哕。因热可伤阴，壮火耗气，致阴阳俱虚竭。阴阳俱竭，神无所依，虚风萌动，致手足躁扰，捻衣摸床，无意识地乱动，此乃危象。

第三层，"小便利者，其人可治"，此以小便利否决其预后。小便利，必津液充，阳化阴布乃能小便利，知阳气阴液未竭故可治；已竭者，治亦难。

本条乃太阳中风火逆之三变，或化热，或伤阴，或阴阳俱伤，最后形成阴阳俱虚竭而不可治。

【第112条】伤寒脉浮，医以火迫劫之，亡阳，必惊狂，卧起不安者，桂枝去芍药加蜀漆牡蛎龙骨救逆汤主之。

按：

1. 以太阳伤寒为名冠之，当指广义伤寒而言。

2. 此伤寒表证，火逆亡阳者。阳亡，君主不明，则溃溃乎若坏都，神识散而惊狂，卧起不安。方以桂枝汤去芍药，振奋心阳；加龙骨牡蛎以敛镇安神；阳虚则阴浊上泛，加蜀漆以涤痰。

【第113条】形作伤寒，其脉不弦紧而弱，弱者必渴，被火必谵语，弱者发热，脉浮，解之当汗出愈。

按：

1. 此伤寒类证，乃阳虚似伤寒，故以形作伤寒名之。

2.形作伤寒，当有伤寒之表证，然脉不弦紧而弱，知非伤寒。弱为阳气虚。然弱者何以出现类似伤寒之证？盖阳虚表不固而恶寒，营气不通而身痛，虚阳浮动而为热。症虽似然脉迥异，此即仲景以脉定证。阳虚不能蒸腾津液而渴；虚阳被火则浮荡，神无所倚而谵语；浮而弱者，虚阳浮动而为热。

3."解之当汗出愈"，阳虚禁汗，此汗出愈，乃正气来复，阴阳调和，不汗而汗之正汗，属广汗法。

【第114条】 太阳病，以火熏之，不得汗，其人必躁。到经不解，必清血，名为火邪。

按：

1.此太阳病，当包括伤寒、中风、温病三者。

2.用火熏之以逼汗，然不得汗，热不散，反转而内攻，热伤阳络则衄，热伤阴络则清血，此火郁所致。

【第115条】 脉浮热甚，而反灸之，此为实。实以虚治，因火而动，必咽燥吐血。

按：

1.此条无冠名，开首即言脉，乃接上条而言。

2.脉浮热者，若浮数大有力者为实，里之实热当清、当下；表之实热当汗解、当清透。灸之助热，因火而动，火热伤津则咽燥，火热动血则吐血。

【第116条】 微数之脉，慎不可灸。因火为邪，则为烦逆，追虚逐实，血散脉中，火气虽微，内攻有力，焦骨伤筋，血难复也。脉浮，宜以汗解，用火灸之，邪无从出，因火而盛，病从腰以下必重而痹，名火逆也。欲自解者，必当先烦，烦乃有汗而解，何以知之？脉浮，故知汗出解。

按：

1. 此无冠名，开首言脉，乃接上条。

2. 此言灸禁，微数之脉，乃微而兼数，此虚脉，可见于阳虚、气虚、血虚，若寒象著者，为阳虚；若心慌、气短、无力等虚象著而寒象不著者，则诊为气虚；若血虚者，恒兼气虚，除气虚之象外，伴有血虚不濡、不华之象，如唇甲色淡、面色㿠白、脉细等。若微数阳虚者，可灸，当灸，灸以回阳。若气虚者，气属阳，亦可灸。气血两虚者，亦可灸。实热禁灸，阴虚禁灸。文中言灸之"则为烦逆"，助热也。"追虚逐实"，把虚证当作实证以灸逼汗，致火热内攻，"焦骨伤筋"。"血难复也"，当指阴血虚而阳偏旺者。

3. 脉浮，指表证，宜以汗解。若表闭阳郁热盛者，邪无从出，灸之助热，因火而盛。此与太阳伤寒表实证禁用桂枝汤同理，徒助其热，常须识此，勿令误也。

4. "病从腰以下必重而痹"者，因误灸助热，火热炎上，上实则下虚，故腰以下重而痹。此与第110条"腰以下不得汗"等症同理。

5. "欲有解者，必当先烦，烦乃有汗而解，何以知之，脉浮，故知汗出解。"烦且脉浮，乃正复出与邪争，正胜驱邪，则汗出而解。此汗为正汗，乃正复不汗而汗者。

【第117条】烧针令其汗，针处被寒，核起而赤者，必发奔豚，气从少腹上冲心者，灸其核上各一壮，与桂枝加桂汤，更加桂二两也。

按:

1. 此无冠名,接上条,言太阳病火逆之变证。

2. 此多阳虚之体,又感太阳病,成少阴太阳并病。欲以烧针逼汗解表,针处又复受寒邪,寒从针孔入,外寒引动内寒,心阳虚,坐镇无权,遂厥气上冲,发为奔豚,气从少腹上冲心。君火以明,相火以位。此心阳虚,坐镇无权,致厥气上逆,重用桂枝配甘草温振心阳,以复镇摄之权,冲气平,奔豚止,离照当空,阴霾自散。

3. 奔豚:始见于《内经》《难经》,《金匮要略》曰:"奔豚气从少腹起,上冲咽喉,发作欲死,复还止。"其发作时,先觉脐上悸动,旋即气上逆,上冲心胸,气逆胃脘则见脘腹胀痛;至心胸,则胸闷气促,心悸不宁;气冲咽喉,则憋闷窒息欲死,上冲于巅,则头晕欲仆。逆气复还于下则症消。为阵发性发作。

《神农本草经》谓桂枝:"治上气欲逆,结气,喉痹,吐、吸,利关节,补中益气……

《伤寒论》理中丸:"若脐上筑者,肾气动也,去术加桂四两。"四逆散:"悸者,加桂五分。"都是平冲逆之意。

【第118条】 火逆下之,因烧针烦躁者,桂枝甘草龙骨牡蛎汤主之。

按:

1. 此无冠名,接前条,言太阳病经误下、火逆之变证。

2. 此太阳病经误下、火逆,出现烦躁者,其烦躁之因,据方推断,当为心阳虚衰,以桂枝甘草温振心阳,龙骨牡蛎安神,重以潜镇。

3. 第64条为心阳虚,"叉手自冒心,心下悸,欲得按者,桂枝甘草汤主之。"此心阳虚之轻者。

第118条为"烦躁者",以桂枝甘草龙骨牡蛎汤主之,乃心阳虚较重者,不仅是自我感觉,且有躁动不安。

第112条为"亡阳,必惊狂,卧起不安者,桂枝去芍药加蜀漆牡蛎龙骨救逆汤主之"。

第117条为心阳虚,奔豚气上冲,用桂枝加桂汤,重温心阳以制冲。

诸条皆心阳虚,轻重有别,引发的症状不同,皆以桂枝甘草汤加味治之。

【第119条】太阳伤寒者,加温针,必惊也。

按:

1.以太阳伤寒为名冠之,此狭义伤寒。

2.太阳伤寒,本质是寒邪外束,卫阳郁而化热,表闭热不得外越,此与表实不得用桂枝汤同理。温针助阳,阳盛扰心,故惊也。

【第120条】太阳病,当恶寒发热,今自汗出,反不恶寒发热,关上脉细数者,以医吐之过也。一二日吐之者,腹中饥,口不能食,三四日吐之者,不喜糜粥,欲食冷食,朝食暮吐,以医吐之所致也,此为小逆。

按:

1.此为太阳病误吐之变证,故以太阳病为名冠之。

2."太阳病,当恶寒发热",指明了寒热并见乃太阳病的特征。是否是太阳病,或迁延时日,或屡经治疗,太阳病还有没有,皆以此为判断之标准。

太阳病吐后,已不恶寒发热且有汗出,脉象不浮,可断为太阳病已无。

3.“关上脉细数者”，关主中焦，主脾胃。细乃阴虚，数乃阴虚阳偏盛。关上细数者，乃脾胃阴伤而阳偏盛，此阳盛乃虚阳也。虚阳盛而饥，然又非实热，不能杀谷，且不能受纳，致欲食冷，且朝食暮吐，皆医吐之所致，此为逆。

【第121条】太阳病吐之，但太阳病当恶寒，今反不恶寒，不欲近衣，此为吐之内烦也。

按：

1.此言太阳病吐后之变证，故以太阳病为名冠之。

2.“太阳病当恶寒”，再一次指出太阳病判断标准。

3.吐后内烦，不仅恶寒除，且不欲近衣，示表证已除，而里热盛。然此之里热，可分虚实两类。

实者，表邪化热，传入阳明，此为实热。虚者，阳虚虚阳浮动，可烦且不恶寒，不欲近衣；阴虚阳亢者，亦可见上证；气虚而阴火升动者，亦可见上症。可见，太阳病吐后之传变并无定式，皆依邪正关系而言；其治，并无死套路，皆依辨证论治，具体情况具体分析，一切都在变，一切皆须辨。

【第122条】病人脉数，数为热，当消谷引食，而反吐者，此以发汗，令阳气微，膈气虚，脉乃数也。数为客热。不能消谷，以胃中虚冷，故吐也。

按：

1.此条以“病人”为名冠之，乃指外感内伤百病而言。

2.病人主症是吐，然致吐之因繁多。本条致吐之因，仲景明言乃“胃中虚冷”，缘于发汗伤阳所致。

89

虚寒者，脉当细迟微，何以数？此数，当进而说明沉取有力无力。有力者实热；无力者为虚，且愈数愈虚，愈虚愈数。仲景论脉的缺陷是多数脉象未能进一步说明沉取为何，如此条即是。同是数脉，沉取有力无力，虚实判然，大相径庭。故我再三申之，沉取有力无力，乃诊脉之纲，本条之胃中虚冷脉数，当数而沉取无力，胃阳虚故吐。

【第123条】太阳病，过经十余日，心下温温欲吐，而胸中痛，大便反溏，腹微满，郁郁微烦，先此时自极吐下者，与调胃承气汤。若不尔者，不可与。但欲呕，胸中痛，微溏者，此非柴胡汤证，以呕故知极吐下也。

按：

1. 此言太阳病吐下后的传变，故以太阳病为名冠之。

2. 本条再论太阳病传变后，以吐为主症的辨治问题。至于呕与吐的区别，在于有声无声，大同小异，皆胃气逆。

本条之吐，是因极吐下，热传阳明，增加了胸痛、腹胀、便微溏三症，有何不同？方用调胃承气汤。以方测证，乃阳明热结使然。"郁郁微烦"者，乃阳明热扰；欲吐者，乃阳明热盛，胃气上逆；胸痛腹满者，乃阳明热结，阻滞气机；阳明热结，大便当硬而反溏，此因极吐下，食积糟粕已荡然无存，热无糟粕可结，尚未成热结，故便不硬而反溏者，此协热下利也，予调胃承气清阳明之热。

3. "若不尔者，不可与"何意？太阳病吐下，可有多种传变，可传三阳，可传三阴。若非传阳明热者，调胃承气不可与也。

4. "但欲呕，胸中痛，微溏者，此非柴胡证"。柴胡证亦呕，胆经在胸胁，亦可胸痛腹满，柴胡证虽未言溏，但木乘土亦可溏。上症小柴胡汤俱可见，何言此非柴胡证，何以治之？此当以脉别，小柴胡汤当弦数略减，而调胃承气汤之脉当沉实，再结合其他见症综合判断，二者似是而实有别。

【第124条】太阳病六七日，表证仍在，脉微而沉，反不结胸，其人发狂者，以热在下焦，少腹当硬满。小便自利者，下血乃愈。所以然者，以太阳随经，瘀热在里故也，抵当汤主之。

按：

1. 此太阳病之传变证，故以太阳病为名冠之，意指伤寒、中风、温病皆然。

2. "表证仍在"问题：表热已随经入腑，与血相结，成蓄血重证，若表邪尚在，原则是先表后里，或表里双解。而抵当汤攻下逐瘀，恐使表热继续内陷，与原则不符，当已无表证。

何以言"表证仍在"？此表亦可见寒热、头身痛、有汗或无汗，然已非太阳表证，乃瘀热互结，阻遏营卫之运行，致营卫不和而现表证。此类表证，而非表证，恰如湿阻而见类太阳证者。所以，此条当无表。何以知无表证？据脉可知。仲景常以脉浮概括表证，然本条脉微而沉，并无表脉，据脉可知已无表证，所以言表证仍在者，乃表之类证，因瘀热阻遏营卫发热，故可下之。

3. 脉微而沉。若将微作微脉讲，则沉而微，乃少阴脉，法当回阳而禁破瘀攻下。此微当作形容词讲，即略沉、稍沉之意。

何以脉沉？乃瘀热在里，阻滞气血使然。此沉，当沉实有力，绝非沉而微弱。

4. "热在下焦"。下焦，当包括膀胱、回肠、冲任二脉、女子胞等，所谓随经入腑，非必膀胱，泛指下焦之器官。然肝肾

91

亦同居下焦，此瘀热能否在肝肾？当不能排除，瘀热轻者，可用活血化瘀清热，而瘀热互结重者，无论在头、在心、在胸、在肝、在中焦、在下焦，此方皆可用之，刘渡舟老师就曾以此方治冠心病，显然不局限于下焦。近代活血化瘀法已广泛应用，应扩展思路，拓宽应用范围。

5. 瘀热指征：关于瘀血的指征，仲景提出了很多，散见于全书中，如疼痛、如狂发狂、健忘、肌肤甲错、癥、瘕、虚劳、小便自利、但欲漱水不欲咽、面色黧黑、便黑、崩漏、唇口干燥等等，皆有重要参考价值。

其少腹硬满者，满乃自觉症状，而硬者，乃客观体征，必有物可征。其人发狂者，乃瘀热逼乱神明，较之如狂、如见鬼状者重。小便自利者，乃热与血结，无碍气分，气化可行，故小便自利。

6. "下血乃愈"。下血有前阴、后阴、阴道之别，从何道而下，当不拘，然以便血为多见。便血量多少？便血持续多少次、多少天？我治一妇人，顽固小腹痛，用下瘀血汤，下血乃愈，只便血一次，共约30mL。

7. 叶天士："入血就恐耗血动血，直须凉血散血。"

出血性疾患，如脑出血、崩漏、再生障碍性出血，血小板减少，属血热者，宗犀角地黄汤之类，可止血，与血小板解聚有关，可作为课题研究，其应用不限于下焦，非常广泛。

【第125条】太阳病，身黄，脉沉结，少腹硬，小便不利者，为无血也；小便自利，其人如狂者，血证谛也，抵当汤主之。

按：

1.此太阳病膀胱蓄血证，故以太阳病为名冠之，当包括伤寒、中风、温病。

2.此条为蓄血发黄与湿热发黄的鉴别，虽二者皆发黄，但本条而少腹硬，脉沉结，病机迥异，表现亦有别。

湿热发黄者，乃湿热交蒸而为黄，其黄当鲜泽如橘皮，湿热蕴阻下焦而少腹硬，按之当濡；湿热阻遏气分，气化不行，故小便不利；阻遏气血则脉结；其神志当困倦嗜睡。

瘀热发黄者，因血败而黄，其黄当黄而晦暗；下焦瘀热则少腹硬，按之实；阻于血脉而脉结；瘀热扰心而如狂或发狂；血结而无碍气化，则小便自利。以抵当汤，逐其瘀热。

王清任《医林改错》虽开辟活血化瘀一大法门，然其理论渊源，仍来自《内经》《伤寒杂病论》。王清任仅限活血化瘀，对破瘀、逐瘀等重要法则并未论及，待后来者继承发扬之。

【第126条】伤寒有热，少腹满，应小便不利，今反利者，为有血也。当下之，不可余药，宜抵当丸。

按：

1.此以伤寒名之，乃广义伤寒。

2.伤寒有热且少腹满，若湿热下注者，当小便不利；若瘀热蓄血者，当小便自利，以此为鉴别要点。

3.仲景反复强调下焦蓄血当小便自利，然征之于临床却未必。如肝硬化腹水，明为瘀血，照样小便不利。

瘀热者，血已结，焉能气无涉？于理难通。提出疑问，以俟明者。

【第 127 条】太阳病，小便利者，以饮水多，必心下悸；小便少者，必苦里急也。

按：

1. 以太阳病为名冠之，当包括伤寒、中风、温病。

2. "里急"，常作腹痛解，实应作大便急迫解。小建中汤"虚劳里急，悸衄，腹中痛"。若里急作腹痛解，后又有腹痛，岂不重复？看来里急非指腹痛，乃便急之意。如痢疾之里急后重，急着上厕所曰里急。所以，此里急，当作大便急迫解。

饮水多，饮蓄上凌于心则心悸；下走肠道则下利里急。

小便利者，因不在下焦，气化无碍，饮凌于上则心悸；小便不利者，饮在下焦，肠亦在下焦，所以小便不利，苦里急也。

第三章　太阳病下篇冠名法求索

【第128条】问曰：病有结胸，有脏结，其状何如？答曰：按之痛，寸脉浮，关脉沉，名曰结胸也。

按：

1. 以"病"为名，当涵盖外感内伤百病。结胸与脏结，乃专病之名称。无论外感内伤，在其传变过程中，都可出现结胸病或脏结病。

2. 结胸与脏结，症状表现相似，病变部位相同，但性质迥异。

太阳病，误下后，表邪入里，与痰水凝结胸中，属阳、属实，故按之痛。重者，不按亦痛，如第134条："膈内拒痛"，第135条："心下痛，按之石硬"，第137条："从心下至少腹硬满而痛不可近"，第149条："心下满而硬痛"，都是结胸，疼痛程度不同。

水热互结在胸，无咳喘，不在肺；无心悸烦躁，不在心，知位于胸膈。

3. 脉：水热结于胸，故寸浮，其浮当按之有力。

何以关沉？水热互结于上，阻遏气机，脾失斡旋之机，致中焦气郁而脉沉。沉取关脉有力否？因是实证，关沉当有力。

尺脉如何？因属实证，尺沉当有力。

【第129条】何谓脏结？答曰：如结胸状，饮食如故，时时下利，寸脉浮，关脉小细沉紧，名曰脏结，舌上白苔滑者，难治。

按：

1. 以"脏结"为名，乃专病名称，可由外感内伤百病传变而来。

2. "如结胸状"，即胸中按之痛。

3. 何以"饮食如故，时时下利"？

脏结无阳证，其性质乃阳虚阴寒盛。其病在胸之脏，以腑为阳，脏为阴也。位居胸中之脏，唯肺与心耳，无涉胃腑，故胃仍可受纳而饮食如故。然肺与大肠相表里，心与小肠相表里；大肠为传导之官，变化出焉；小肠为受盛之官，泌别清浊。心肺病，大肠传导失司，小便泌别失职，水走肠，故而下利。

4. 脉："寸脉浮，关脉小细沉紧，名曰脏结。"寸浮者，邪在上焦，正邪相争而脉浮。关小细沉紧，皆阴脉，乃阳虚寒凝之象。关为阴阳升降之关隘，中焦阴寒凝闭，阳不升，肺不降，肺失阳煦则肺寒，心失阳护则心脉痹，致胸中痛，如结胸状。

5. 与胸痹如何区别？胸痹之主症为胸痛，结胸、脏结之主症亦胸痛，皆有热实与虚寒两类，若合为胸痹，当亦无不可。重在辨证，而不重在辨病。

6. 舌上白苔滑者，难治，此脏结之预后判断，以其阴寒盛，故难治。

【第130条】脏结无阳证，不往来寒热，其人反静，舌上苔滑者，不可攻也。

按：

1. 此论脏结之证候及治禁，故以脏结专病名之。

2. 此承上条，进一步阐明脏结性质是纯阴无阳证。"其人反静"，乃但欲寐也。"白苔滑者"，乃阴寒水湿重的特点。得此重证，救阳犹恐不及，何堪攻下也。

【第131条】病发于阳而反下之，热入因作结胸；病发于阴而反下之，因作痞也。所以成结胸者，以下之太早故也。

结胸者，项亦强，如柔痓状，下之则和，宜大陷胸丸。

按：

1. 此论结胸与痞之成因及论治，然以"病"为名命之，乃泛指内伤外感诸病，若误下之，皆可成结胸或痞。

2. 病发于阳与病发于阴之阴阳，当作何解？有的注家以表里解，表为阳，里为阴。表热未解而下之太早，表热内陷，与水相结，致成结胸。若病在里而下之者，未必是误下，如阳明热结，法当下之，何言误下？所以，此之阴阳，应既指表里，又指病性。在表之表热证，误下热陷成结胸；在里之虚寒者，下之脾胃伤，升降失司，因而成痞。所以此表里，既指病位，又指病性。

有汗而痓为柔痓，项背强，甚则角弓反张。结胸项亦强者，乃水热阻滞，经腧不利，而项背强，水热蒸迫而为汗，似柔痓而非柔痓。以大陷胸丸逐其水热，故曰"下之则和"。

【第132条】结胸证，其脉浮大者，不可下，下之则死。

按：

1. 此论结胸证之禁与预后，故以结胸名之。

2. 结胸乃表热内陷与水相结，脉当沉实。今脉浮大，或为表热未解，或里热外达，里未成实，故不可攻。若脉象不别，误予攻之，里气伤，致病危笃，故曰"下之则死"。

【第 133 条】结胸证悉具，烦躁者亦死。

按：

1. 此言结胸死证，故以结胸名之。

2. "结胸证悉具"，指胸及心下至少腹硬满而痛不可近，脉沉实者。"烦躁者死"，当指烦躁殊甚者，此必邪气鸱张，危及生命指征乃死。

【第 134 条】太阳病，脉浮而动数，浮则为风，数则为热，动则为痛，数则为虚。头痛发热，微盗汗出，而反恶寒者，表未解也。医反下之，动数变迟，膈内拒痛，胃中空虚，客气动膈，短气躁烦，心中懊憹，阳气内陷，心下因硬，则为结胸，大陷胸汤主之。若不结胸，但头汗出，余处无汗，剂颈而还，小便不利，身必发黄。

按：

1. 此言太阳病误下之传变，故以太阳病名之。

2. 本条可分三层：

①第一层由"太阳病"至"表未解也"。此以脉症分析表邪未解。

太阳病，脉浮而动数，即数急脉，此邪气盛。恶寒发热、头痛，此表未解。微盗汗出，是热盛蒸迫使然。数则为虚，非正气虚，乃热未与实邪相结也。

②第二层为"医反下之"至"大陷胸汤主之"。此言结胸之

成因及症状。表未解，医反下之，阳气内陷，与水饮相结，致膈内拒痛，心中懊憹，短气躁烦，发为结胸。其阳气内陷，乃指表热。胃中空虚，乃误下使然。动数复迟，因水热互结，阻遏气机，气血不得畅达，因而脉迟，此与大承气汤脉迟同理。其迟非寒，乃邪闭使然，其迟也必不肯宁静。

③第三层为"若不结胸"至"身必发黄"。此言湿与热合，蕴蒸发黄。湿热熏蒸于上则头汗出。湿阻三焦，气化不利，小便不利。湿热阻遏三焦，腠理闭郁，湿热不得外泄而上蒸，故剂颈而还。

【第135条】伤寒六七日，结胸热实，脉沉而紧，心下痛，按之石硬者，大陷胸汤主之。

按：

1. 此以伤寒冠名，乃指广义伤寒而言。

2. "结胸热实，心下痛，按之石硬"，乃水热互结而成实。

3. 何以脉沉而紧？沉主气，紧主寒。热与水结者，脉当沉实数，何以沉紧？

沉紧之脉，可见于三种情况：

（1）沉紧有力者，寒邪凝滞。此沉紧，可为表寒，亦可为里寒。

如第140条："太阳病下之……脉沉紧者必欲呕。"此误下表邪内陷，里寒而烦，当沉紧有力。

第266条："脉沉紧者……与小柴胡汤。"此少阳郁结而沉紧。

（2）沉紧而无力者，阳虚寒凝，如第67条苓桂术甘汤证。

（3）沉紧而躁动不宁者，乃火郁于内，而非寒实。

此条之沉紧，乃水热痹阻，气血滞涩而脉紧，当沉紧躁动不宁。

【第 136 条】伤寒十余日，热结在里，复往来寒热者，与大柴胡汤；但结胸，无大热者，此为水结在胸胁也，但头微汗出者，大陷胸汤主之。

按：

1. 以伤寒为名，此广义伤寒。

2. 热结在里，乃阳明热结；往来寒热，乃柴胡证在，此少阳阳明并病，故予大柴胡双解之，内攻外攘。

"但结胸无大热者"，既无表热，亦无柴胡证之往来寒热，纯为水热互结之结胸证。结胸为水热互结，蒸迫于上，故头微汗出，予大陷胸汤逐之。

【第 137 条】太阳病，重发汗而复下之，不大便五六日，舌上燥而渴，日晡所小有潮热。从心下至少腹硬满而痛不可近者，大陷胸汤主之。

按：

1. 此太阳病误治之传变，故以太阳病为名冠之，当涵盖太阳伤寒、中风、温病，三者误治，皆可有此变故。

2. 此大陷胸与阳明腑实并见。

太阳病汗下，津液大伤，热邪内陷。热与水结而成结胸，热与糟粕相结而成阳明腑实。

二者如何区别？

不大便、潮热、舌燥而渴、心下至少腹满而痛，皆阳明腑实之象。结胸证表现于何处？

（1）病位靠上，大结胸各条皆强调心下硬满疼痛，而阳明腑实强调腹满痛，部位靠下，且硬痛程度亦轻。如第 208 条"腹满而喘"，第 241 条"腹满痛"，第 254 条"腹满痛者，急下之"，第 255 条"腹满不减，减不足言，当下之"，第 322 条"腹胀，不大便者，急下之"。

（2）水热互结，当有小便不利。这点，仲景未予强调，参看他条，可知当亦有小便不利，而阳明腑实，须小便利。如第 251 条："须小便利，屎定硬，乃可攻之。宜大承气汤。

（3）大结胸是水热互结于胸胁，三焦不通，熏蒸于上而见头汗出；大承气是见手足濈然汗出，如第 208 "手足濈然汗出者，此大便已硬也，大承气汤主之"。

以上三点，作为大结胸证与阳明腑实的鉴别点。

【第 138 条】小结胸病，正在心下，按之则痛，脉浮滑者，小陷胸汤主之。

按：

1. 以"小结胸病"为名冠之，乃结胸病之轻者，示太阳病传为结胸，有轻重之分。

2. 小结胸病，脉浮滑，浮为热淫，滑为痰，知为痰热互结于心下，故按之痛。此以脉定证。

脉浮滑，其结未甚，不似大结胸之沉细小紧。心下按之痛，范围较小，不似大结胸之从心下至少腹皆痛。其痛，按之方痛，不似大结胸之硬满痛不可触，其症较大结胸为轻，故曰小结胸。此方，临床屡用之。

【第 139 条】太阳病二三日，不能卧，但欲起，心下必结，脉微弱者，此本有寒分也。反下之，若利止，必作结胸；未止者，四日复下之，此作协热利也。

按:

1. 此太阳病之传变，故以太阳病名之。

2. 何以不能卧？因此人素有阴寒之水饮，支结心下，故不得卧。感太阳病后，又经误下，致表热入里，与水相结。

3. 何以"利止，必作结胸"？下利，或素有下利，或经误下后下利，得利，总是水液下泄之通道。然热陷与水相结，则水不再下泄，故利止，水热互结停于心下，致成结胸。

4. 利未止，热又入，此利乃协热下利。何以知为协热利？脉当滑数，正如第140条云："脉沉滑者，协热利。"

【第140条】太阳病，下之，其脉促，不结胸者，此为欲解也；脉浮者，必结胸，脉紧者，必咽痛；脉弦者，必两胁拘急；脉细数者，头痛未止；脉沉紧者，必欲呕，脉沉滑者，协热利；脉浮滑者，必下血。

按:

1. 此太阳病下后诸多变证，故以太阳病为名冠之。

2. 诸多变证，仲景皆以脉定证。即平脉辨证。

（1）"其脉促，不结胸"：促有二解，一为数中一止为促，其止也，或为邪气羁绊而时一止；或为正虚，气血不能相继而时一止。一为脉来急迫为促。

本条之促，非数中一止，乃急迫之意，示太阳病下后，正未伤，邪未陷，故不结胸。脉促急，乃"其气上冲"的表现，尚可与邪相争而解，故"为欲解也"。

（2）"脉浮者，必结胸"：太阳病热盛脉浮，下后表热入里，而成结胸。

（3）"脉紧者，必咽痛"：紧主寒，下后寒邪入里，二阳痹

102

为之喉痹，致咽痛。

（4）"脉弦者，必两胁拘急"。弦为少阳郁结之脉。少阳循两胁，少阳郁结而两胁拘急。

（5）"脉细数者，头痛未止"：细为血虚，数主热，血虚热盛，上攻而头痛。

（6）"脉沉紧者，必欲呕"：沉紧里寒，胃阳伤而胃气逆，故呕。

（7）"脉沉滑者，协热利"：沉滑乃表热内陷，里热盛，迫津下泄而为利。此利，称协热利。

（8）"脉浮滑者，必下血"：浮为表，滑为热，下后热陷伤血络则下血。

以上充分体现了仲景平脉辨证的思想。

【第141条】病在阳，应以汗解之，反以冷水潠之，若灌之，其热被劫，不得去，弥更益烦，肉上粟起，意欲饮水，反不渴者，服文蛤散；若不差者，与五苓散。

寒实结胸，无热证者，与三物小陷胸汤。

按：

1.以病为名者，泛指外感内伤。

2.病在阳，阳指表，在表应汗解。以冷水潠之，若灌之，是物理降温法，西医的冷敷、酒精擦浴、冰敷、冰床，皆此类。冷水潠之灌之，汗孔闭，汗更不出，热闭于里，益烦。汗孔收缩而粟起，俗称起鸡皮疙瘩。水渍于内，意欲饮水反不渴。服文蛤散、五苓散。

文蛤：《药性论》云："治水气浮肿，下小便。"《本草纲目》

云："清热利湿，化痰饮。"

五苓散通阳利水。

3．"寒实结胸，无热证者，与三物小陷胸汤。"既称结胸，当有结胸之临床表现，如心下硬满而痛、脉沉弦紧等，然其病机不同。结胸者，水热互结；寒实结胸者，寒水互结，无热证。

三物白散，方用辛温大毒之巴豆，《本草汇言》称其："性甚刚猛，攻关拔固，功过牵黄，推滞逐实，力浮硝戟。"与桔梗、贝母相合，可使寒饮痰垢荡涤而下。

我用巴豆霜治小儿积热、肾绞痛。乡医以巴豆治小儿发热、咳喘、腹胀痛、发痉等，甚效。古方一捻金、化滞散皆用巴豆霜。

【第142条】太阳与少阳并病，头项强痛，或眩冒，时如结胸，心下痞硬者，当刺大椎第一间、肺俞、肝俞，慎不可发汗，发汗则谵语，脉弦，五日谵语不止，当刺期门。

按：

1．以太阳与少阳并病为名，则太阳证与少阳证并见。为何突然蹦出此条？此条意与结胸相鉴别。

2．太阳不解，邪传少阳，致太阳与少阳并病。头项强痛，为太阳之症；眩冒、如结胸、心下痞硬，乃少阳见症。刺大椎、肺俞、肝俞，泻二经之邪。

禁汗者，因少阳病禁汗、吐、下伤正，增肝胆之热，热邪扰心而谵语。此谵语，非阳明燥结，以脉弦可知。不可误为阳明证而误下，当刺期门，泄肝胆郁热。

时如结胸者，以肝胆布胸胁，肝胆郁热而胸胁苦满、疼痛，时如结胸。

【第143条】妇人中风，发热恶寒，经水适来，得之七八日，热除而脉迟身凉，胸胁下满，如结胸状，谵语者，此为热入血室也。当刺期门，随其实而取之。【第144条】妇人中风，七八日续得寒热，发作有时，经水适断者，此为热入血室。其血必结，故使如疟状，发作有时，小柴胡汤主之。【第145条】妇人伤寒，发热，经水适来，昼日明了，暮则谵语，如见鬼状者，此为热入血室。无犯胃气及上二焦，必自愈。

按：

1.上三条，皆为热入血室，故合而论之。此三条列于结胸与太少并病之后，因都有类似结胸的症状，意在鉴别。

结胸为热与水结，太少合病是气结，热入血室是血结。仲景将此三种不同原因而引起的类似结胸证连贯在一起，相互比较，更利于辨证论治。

热入血室三条，皆因妇人外感后，月经适来或适断，表热乘虚入于血室，与血相结。虽皆为热入血室，然临床症状有别。

第143条是妇人中风后，经水适来，表热乘虚入于血室。表证已除，故身凉；血热互结阻滞血脉，故脉迟。血室与肝经相连，血室受邪，必影响肝胆之疏泄。肝胆经布胸胁，肝胆不利，则胸胁下满，如结胸状。刺期门，泻肝胆之实。

第144条是妇人中风已七八日，邪传少阳，热入血室，与血相结，经水适断，其血必结。少阳枢机不利，则寒热往来如疟。

热已与血结，何以不凉血散血，反用小柴胡疏泄少阳？此必血结未甚，予小柴胡提取下陷之热邪，有逆流挽舟之意。

第145条是外感发热，适值经来，瘀热上扰心神，阳气昼行于阳，夜行于阴，入夜热入里则热更甚，故昼日明了，夜则谵语，如见鬼状。

"无犯胃气，及上二焦，必自愈"，此治禁。不可因谵语而用承气攻下，犯胃气；不可因发热而汗之，以犯上焦。随着经水而热泄，当自愈。亦可予小柴胡汤或刺期门，以泄肝胆之热。

2. 小腹硬满胀痛否？已然热与血结胞宫，当有小腹的症状，但仲景于此三条中，皆未言小腹如何。何也？盖因血结未甚，仅以刺期门，或予小柴胡汤，或待其自愈，并未予活血破瘀之品。虽有的医家言柴胡有散血结的作用，或由柴胡推陈致新中悟出，然毕竟柴胡活血作用轻微，在热入血室的治疗中，并未着意活血，而是以小柴胡逆流挽舟，提取下陷之热邪。

结胸与热入血室、膀胱蓄血之鉴别

	同 点	异 点		
		临床表现	性质	治疗
热入血室	胸胁下满如结胸状	往来寒热，神志症状与月经有关，痛轻，脉弦	热入血室，与血相结，瘀热扰神	疏解肝胆，刺期门，小柴胡汤
结胸	心下满硬痛，可至少腹痛剧	稍潮热，心下痛硬且面积大，脉沉小紧	热与水或糟粕相结	逐邪，主陷胸汤

【第146条】伤寒六七日，发热微恶寒，支节烦疼，微呕，心下支结，外证未去者，柴胡桂枝汤主之。

按：

1. 以"伤寒"为名，乃指太阳伤寒传入少阳，成太阳少阳并病。

2. 太阳伤寒，表证未解，见发热微恶寒，支节烦疼，微呕，

106

心下支结，乃少阳之见证，故称太阳少阳并病。

太少并见，治当双解，方用柴胡桂枝汤，乃桂枝汤与柴胡汤药量减半之合方。

多数伤寒注家据仲景所云，少阳证"半在表，半在里也"，把表解为太阳证，把里解成少阳证。若表果为太阳证，何不如本条，在小柴胡汤中加桂枝汤呢？小柴胡汤是少阳证之方，仲景根本未加桂枝汤，可见其表非指太阳而言，少阳证是半阴半阳、半虚半实证。

少阳证本身，没有太阳表证，而本条是太少并病，有太阳表证，故用柴胡桂枝汤，亦太阳少阳双解之法。

【第147条】伤寒五六日，已发汗而复下之，胸胁满，微结，小便不利，渴而不呕，但头汗出，往来寒热，心烦者，此为未解也，柴胡桂枝干姜汤主之。

按：

1. 以伤寒为名冠之，乃指太阳伤寒，经汗下后，邪传少阳。

2. 此少阳病兼脾寒夹阴津亏者。邪传少阳，见胸胁满微结、烦、往来寒热。胆与三焦同属少阳，三焦不利，水饮内停，则小便不利、渴，水热上蒸而头汗出。据方中干姜推知，尚有脾寒，因水饮内停，亦与脾不运化相关，故加干姜以温脾阳。何以不呕，因未涉胃也，故不呕。渴者津亏，邪水盛一分，真水少一分。

方用柴胡、黄芩和解少阳，解往来寒热、胸胁满、烦；桂枝通阳散邪；瓜蒌根以清热润燥；牡蛎软坚散结，咸以润之；干姜温运脾阳。

【第148条】伤寒五六日，头汗出，微恶寒，手足冷，心下满，口不欲食，大便硬，脉细者，此为阳微结，必有表，复有里也。脉沉亦在里也。汗出为阳微。假令纯阴结，不得复有外证，悉入在里，此为半在里半在外也。脉虽沉紧，不得为少阴病。所以然者，阴不得有汗，今头汗出，故知非少阴也。可与小柴胡汤。设不了了者，得屎而解。

按：

1. 本条言太阳伤寒之传变及鉴别，故以伤寒为名冠之。

2. 何谓"阳微结"？阳微结，可有不同解读。一种是"微"作"少"解，意指少阳病的病机是少阳气机略郁结，或指少阳郁结较轻。这种解释欠妥，因少阳病既有气尽血弱，又有邪入而结，是半虚半实。而上述解读，只言郁结的一面，未言虚的一面，所以欠妥。另一种解释是"微"作"衰弱"解，意指少阳病既有阳气衰弱的一面，又有阳气郁结的一面。这种解读，与仲景第97条中所述的标准一致，即既有血弱气尽，即阳微的一面；又有邪气因入，结于胁下，即阳结的一面，此即阳微结。阳微结，揭示了少阳病半阴半阳、半虚半实的本质。脉弦而减。

仲景在第148条中，不仅提出"阳微结"这一概念，而且还提出"纯阴结"这一概念，并对二者进行比较鉴别。

二者如何鉴别？仲景提出了两条鉴别指征，一是脉象，一是症状。

（1）脉象，仲景于第148条中提出三种脉象，即细、沉、沉紧。

①细："脉细者，此为阳微结。"阳微结，是指少阳病的病机，所以脉细，显然是指少阳病脉细，反过来，即少阳病脉当细。纯阴结者，乃少阴证，少阴之脉当微细，而少阳之脉当弦细减。

少阳病为何脉细？有两个原因。一是血弱气尽，血虚不能充盈，气虚不能鼓荡，因而脉细；另一因素是少阳郁结，疏泄失司，气血不得畅达，因而脉细。少阳与少阴脉皆可细，但少阴脉之细微甚于少阳。

②沉：仲景云："脉沉亦在里也。"纯阴结者，纯为里证，其脉沉而细微。少阳病，"必有表，复有里也"，也有里的一面，故脉亦当沉，但不似纯阴结之沉且细微。

③沉紧：仲景云："脉虽沉紧，不得为少阴病。"关于沉紧脉，其意义有多种。少阴病与少阳病皆可见沉紧脉。第283条即少阴脉紧，曰"病人脉阴阳俱紧，反汗出者，亡阳也，此属少阴"。若为寒客闭郁者，当无汗，应散寒发汗；今反汗出者，则此阴阳俱紧，非客寒闭郁，乃阳衰阴寒内盛而紧；阳衰，肌表不固而汗，故云亡阳，属少阴。

第148条云："脉虽沉紧，不得为少阴病。所以然者，阴不得有汗，今头汗出，故知非少阴也。"可是在第283条中又云："病人脉阴阳俱紧，反汗出者，亡阳也，此属少阴。"同为紧脉，前言汗出非少阴，后言汗出属少阴，岂不前后抵牾？曰非也。外寒客于肌表的太阳伤寒，当脉紧无汗；若外寒直入于里，亦可脉紧无汗，皆当辛温发汗散寒。若少阴病阳衰阴寒内盛者，脉亦可紧，此即第148条所说的纯阴结。纯阴结者，纯阴无阳，阴寒内盛，收引凝泣，气血津液皆凝泣不行，故无汗。而阴寒内盛，虚阳浮越者，则可汗出，或为头汗，或全身皆汗，或为大汗，此为亡阳之脱汗。无汗者，称亡阳证、少阴证；有汗者，亦称亡阳证、少阴证，何也？这是指少阴证的不同阶段、不同证型。无汗者，阳衰阴寒内盛；有汗者，阴寒格阳于外，呈格阳、戴阳，为阴阳离决。所以，亡阳证非必皆有脱汗，有的阳虚直至死亡都无汗，有的就脱汗，所以说，仲景于第148条及第283条所说的并不矛盾，是指少阴病的不同阶段，不同证型而言。

寒实者、阳虚阴寒内盛者、阴盛格阳者，三者脉象如何区分？邪实者沉紧有力，阳虚阴盛者沉紧细无力，阴盛格阳者脉浮虚。

前论阴证脉沉紧，而少阳证亦可脉沉紧，如第266条云："本太阳病不解，转入少阳者，胁下硬满，干呕不能食，往来寒热。尚未吐下，脉沉紧者，与小柴胡汤。"甚至热结于内者，脉亦可紧，如第211条："阳明病，脉浮而紧……栀子豉汤主之"；第135条："结胸脉实，脉沉而紧。"

看来，寒热虚实皆可脉紧，如何区分？太阳伤寒脉紧，因寒邪闭郁肌表，寒邪收引凝泣而脉紧，或为浮紧，或为沉紧，必按之有力。寒袭于里者，脉沉紧。阳虚阴寒内盛者，阴寒亦收引凝泣而脉紧，紧而无力。热邪闭郁而脉紧者，因热邪阻隔，气机不畅，气不能煦，血不能濡，脉亦可拘急而紧，甚至沉、细、迟、涩而紧，然其中必有一种躁动不宁之感。若阳虚阴盛格阳于外者，脉转浮大而虚，并不紧。

在第148条中少阳病出现细与沉紧两种脉，其形成机制皆是阳微结。阳微者，气血不能充盈鼓荡血脉，而脉细、沉紧；阳结者，气血不能畅达，血脉不得阳之煦、血之濡，故尔细或沉紧，因有正虚因素在内，必按之减或无力。

（2）症：从症状上，仲景于第148条中提出阳微结与纯阴结的相互鉴别。

"阳微结，必有表，复有里也"，"纯阴结，不得复有外证，悉入在里"。这里提出了第一个鉴别点是有无外证。

第二个鉴别点是有无汗的问题。曰："汗出为阳微（结）"，"阴不得有汗，今头汗出，故知非少阴也。可与小柴胡汤。"

何谓外证？曰："头汗出，微恶寒，手足冷。"何谓里证？曰："心下满，口不欲食，大便硬。"阳微结与纯阴结，都有里证，所不同者，在于有无外证。

外证中，手足冷，微恶寒，阳微结可见，纯阴结者亦可见。严格讲，纯阴结者应为畏寒，阳微结者应为恶寒、畏寒皆可见。以阳微为主者则畏寒，以阳结为主者则恶寒。可是临床上典型的恶寒与畏寒尚难辨；若不典型者，二者更不易区分，因畏寒与恶寒，得衣向火后都可有不同程度地缓解。所以，微恶寒与手足冷，阳微结与纯阴结皆有，剩下的就是一个头汗的问题。

少阳证可头汗，因是少阳郁结，郁热上蒸则头汗。纯阴结，气血津液凝泣，阳不布，津不敷，不得有汗，其脉当沉紧，按之无力。但纯阴结者，虚阳浮动时，亦可有头汗，甚至全身大汗，此曰脱汗。其脉当浮大而虚，已无沉紧之脉。仲景所说的纯阴结，是指阳衰而虚阳未浮动者。仲景把头汗与脉沉紧并论，可见是阳未浮越，故不当有汗。

3. 病位问题

前已明确，少阳病性质属半虚半实，但虚在何处？实在何处？第148条云"半在里，半在外也"。

假如把少阳病作为居于太阳与阳明之间的病位来讲，那么半在外，就是在太阳；半在里，就是在阳明，这与太阳阳明合病、并病有何区别？那么六经传变的顺序就应太阳——少阳——阳明，这显然与《伤寒论》六经排序相悖。

外指何？乃少阳半实、半阳的一面。邪结少阳，即胆与三焦阳结。里指何？乃少阳半虚半阴的一面。少阳居阴阳交界之处，少阳主枢，乃阴阳出入之枢，出则三阳，入则三阴，所以少阳病的半虚、半阴，应指三阴经。三阴有太、少、厥之分，太阴为三阴之首，少阳病多兼太阴脾虚，故少阳之半里、半虚、半阴，当指太阴脾虚，其"心下满，口不欲食"，亦为太阴之见证，所以少阳病，是由少阳热结与太阴脾虚两部分所组成，此即半在表、半在里也。

4.测屎法

"设不了了者，得屎而解。"不了了者，乃大病已去，余症未已，无须治之，调养可也，若屎得解，知病已差。能否得屎，成为判断疾病能否解的指征。这个得屎，非因药物治疗而得，而是自身功能恢复之后而得者。

中医的得屎，是一个全身脏腑共同协调的复杂过程，不仅只是肠蠕动问题。使屎得解，须气的推动，阴液的濡润，这就需要阳气与阴液的充盛，以及阳气与阴液的输布运行正常，方能得屎。而二者的产生运行，涉及五脏六腑，只有阴阳调和，方能得屎。反过来，见已得屎，则推知阴阳已和矣，故知病已解，此即测屎法。与测汗法、测尿法意义相同，可合称三测法，这是判断疾病痊愈与否的客观标准。

【第149条】伤寒五六日，呕而发热者，柴胡汤证具。而以他药下之，柴胡证仍在者，复与柴胡汤。此虽已下之，不为逆，必蒸蒸而振，却发热汗出而解。若心下满而硬痛者，此为结胸也，大陷胸汤主之；但满而不痛者，此为痞，柴胡不中与之，宜半夏泻心汤。

按：

1.以伤寒为名者，指太阳伤寒，已五六日，传入少阳，不以少阳病为名，示其传变关系，故仍以伤寒为名。

2.本条为少阳证误下后的三种不同转归，故分三段论之。

（1）何以知病传少阳？仲景云："呕而发热者，柴胡汤证具"，予小柴胡汤主之。第379条与本条同，曰："呕而发热者，小柴胡汤主之。"呕而发热，虽是小柴胡汤之主症，但仅凭呕而发热就能诊为少阳病吗？就能予小柴胡汤吗？发热呕吐，六经皆有，非独少阳。少阳之呕而发热，尚须见脉弦而减或兼数，方可定为少阳证，方可予小柴胡汤。

（2）"此虽已下之，不为逆"。少阳病三禁，下乃三禁之一，下之为逆，为何说不为逆呢？是说虽下之，未发生逆变，少阳证仍在，故曰不为逆。

（3）"必蒸蒸而振"，乃战汗之轻者，已述于第94条中。此与第101条"若柴胡证不罢者，复与柴胡汤，必蒸蒸而振，却复发热汗出而解"意同。

（4）"若心下满而硬痛者，此为结胸也，大陷胸汤主之。"此柴胡证误下后变证。误下邪陷，与水相结，而成结胸。

（5）"但满而不痛者，此为痞，柴胡不中与之，宜半夏泻心汤。"此柴胡证误下之变证。此乃下后损伤脾胃，少阳之热乘虚而陷，形成寒热错杂证。脾胃伤，则升降失司，气机痞塞，故成痞证。痞证的特点是心下"满而不痛"，宜半夏泻心汤主之。

【第150条】太阳少阳并病，而反下之，成结胸，心下硬，下利不止，水浆不下，其人心烦。

按：

1.此太少并病，误下成结胸者。因由太少并病传变，故以太少并病为名冠之。

2. 太阳当汗解，少阳当和之，均禁下。误下后，太阳少阳之邪内陷，与水相结，而成结胸，致心下硬，水热互结，升降失司，故水浆不入，下利不止；水热互结而心烦。

【第151条】脉浮而紧，而复下之，紧反入里，则作痞。按之自濡，但气痞耳。

按：

1. 开首言脉，乃以脉定证。浮紧乃太阳表寒之脉。

2. 太阳伤寒证，法当汗解，下之为误，寒邪传里而成痞。

为何太阳误下，有的是热陷，有的是寒入？此因人之素体而异。阳气素盛者，邪入化热；阴气素盛者，邪入化寒。

紧入里，乃寒邪入里。里寒而痹塞气机，升降失司而为痞。此寒伤脾而为痞，并无实邪相结，故心下不硬，虽觉痞满，但按之濡。濡即软也，此为气痞。

【第152条】太阳中风，下利呕逆，表解者，乃可攻之。其人漐漐汗出，发作有时，头痛，心下痞硬满，引胁下痛，干呕短气，汗出不恶寒者，此表解里未和也，十枣汤主之。

按：

1. 此太阳中风误下变证，成悬饮者。因由太阳中风证传变而来，故仍以太阳中风为名冠之。

2. "太阳中风，下利呕逆"，此言太阳中风表证阶段，已然有水饮停蓄之证，故下利呕逆。若表未解者，尚不可攻，必表解乃可攻之，此为下法的原则。

3. 水饮内蓄，流溢不居，可上下内外流溢。蓄结于中而心下痞硬满、引胁下痛、短气、干呕；上干则头痛；外溢则营卫不和而漐漐汗出；下注则下利。水势恣肆凶猛，渗利已不济急，必峻利攻逐以挫其水势，方用芫花、甘遂、大戟，峻剂逐之。恐峻下伤正，以大枣安中和百药。

【第153条】太阳病，医发汗，遂发热恶寒，因复下之，心下痞，表里俱虚，阴阳气并竭，无阳则阴独，复加烧针，因胸烦，面色青黄，肤𥆧者，难治。今色微黄，手足温者易愈。

按：

1. 此太阳病屡经误治之坏证，因由太阳病演变而来，故仍以太阳病为名冠之。

2. 太阳病本有发热恶寒，汗之仍发热恶寒，究竟是表证未解，还是表证仍在而表邪内陷，还是表证已除而热郁于里，还是阳虚而寒热？仲景明确提出此无阳也。既然无阳，则此寒热已非表证，乃亡阳所致。阳亡不能温煦而寒，虚阳浮动而热。

太阳病汗后仍寒热者，有多种可能，仅凭寒热，难断其性，当凭脉而断。表未解者，脉浮紧或浮数；火郁者，沉而数急；亡阳者，当沉而微细；亡阳虚阳浮动者，当浮虚。

3. 预后问题：胸烦，乃阴霾窃踞清旷之野；面色青黄者，乃肝脾色泛；肤润者，乃阳虚而津外渗，扪之必湿冷，故难治。色黄，手足温者，胃气未败，故乃愈。

【第154条】心下痞，按之濡，其脉关上浮者，大黄黄连泻心汤主之。

按：

1. 此以心下痞为名冠之，乃专病之名耳。

2. 何以成痞？或外感误治，表邪内陷而成痞，亦可见杂病痰热内蕴而成痞。

3.心下痞，病因不一，有气痞、水痞、热痞、痰热痞、寒热错杂痞、虚痞等，当凭脉以断。本条之脉关上浮，关乃脾胃所居，气机升降之枢，关上浮，若浮而有力且数者，当为脾胃热壅，升降不利而成痞，以大黄黄连清泄脾胃之热。

【第155条】心下痞，而复恶寒汗出者，附子泻心汤主之。

按：

1.以心下痞之专病为名冠之，知为病在中焦，升降失司使然。

2.何以"心下痞，而复恶寒汗出"？

"心下痞"，以方测之，同上条，乃热壅中焦使然。

其"恶寒"也，非疾病初期即见，乃已成心下痞之后方见恶寒，则此恶寒绝非表证未解。于泻心汤方中加附子，可知此恶寒乃阳虚所致。阳虚，卫阳不固，腠理开疏，因而汗出，此与第20条之"太阳病发汗，遂漏不止，其人恶风，小便难"同理。

【第156条】本以下之，故心下痞，与泻心汤；痞不解，其人渴而口燥烦，小便不利者，五苓散主之。

按：

1.此条以心下痞名之，缘于太阳病误下所致。

2.既然心下痞，予泻心汤何以不愈？因症见口渴、小便不利，乃水饮致痞，非热痞，故不愈。予五苓散，乃通阳利水，水消痞除。

【第157条】伤寒，汗出解之后，胃中不和，心下痞硬，干噫食臭，胁下有水气，腹中雷鸣下利者，生姜泻心汤主之。

按：

1. 伤寒且以汗解，当为太阳伤寒证，此心下痞硬诸症，亦因太阳伤寒传变而来。

2. 伤寒解后，胃中不和，此凤有水饮食积者，或因伤寒邪陷入里，才出现胃不和，发为痞证，心下痞硬，干噫食臭，腹中雷鸣。痞本当心下痞满按之软，今反硬，缘于脾胃虚弱，升降不利而痞；水饮食滞互阻而硬。

心下痞硬，为何不称结胸？因硬痛程度不著，以痞满为主，故仍以痞相称。

【第158条】伤寒中风，医反下之，其人下利日数十行，谷不化，腹中雷鸣，心下痞硬而满，干呕，心烦不得安。医见心下痞，谓病不尽，复下之，其痞益甚。此非结热，但以胃中虚，客气上逆，故使硬也。甘草泻心汤主之。

按：

1. 以"伤寒中风"名之，乃广义伤寒中之中风。

2. 中风者，风为阳邪，主热。医者误下，致脾胃虚，表热入里。脾胃虚而下利、干呕、谷不化、腹中雷鸣、心下痞；热入里而心烦不得安。

"心下痞硬"误为邪实复下之，脾胃益伤，引发客气上逆，故使硬也。客气指何而言？重下伤脾，土不制水，下焦水气上逆，致使硬也。林亿于注文中曰："痞气因发阴而生。"脾胃虚甚，阴气重，故使硬。故方中增甘草为四两，干姜为三两，温中健脾以制水寒之气。

大黄黄连泻心汤治热痞。

附子泻心汤治热痞兼表阳虚。

生姜泻心汤治寒热错杂兼水气痞。

甘草泻心汤治寒热错杂兼虚痞。

半夏泻心汤治寒热错杂气逆痞。

类痞证：

五苓散治水饮阻隔之水痞。

旋覆代赭汤治痰阻气逆痞。

【第159条】伤寒服汤药，下利不止，心下痞硬。服泻心汤已，复以他药下之，利不止。医以理中与之，利益甚。理中者，理中焦，此利在下焦，赤石脂禹余粮汤主之。复不止者，当利其小便。

按：

1. 以"伤寒"为名冠之，当指广义伤寒而言。

2. 此伤寒误下，下利不止，致心下痞硬者。首次治疗，是伤寒邪在表，误下伤脾胃而表邪内陷。脾胃伤，升降无权，"清阳在下，则生飧泄；浊阴在上，则生䐜胀。"邪陷而利予泻心汤，与证相符。复又误下致下元亦伤，下利滑脱，此利在下焦，予赤石脂禹余粮，固涩滑脱以止利。涩之不止，可利小便，使水走小肠，而大肠实。

伤寒痞利，治竟五变，可见下后利不止，可因多种病因，同一下利，治各不同。

【第160条】伤寒吐下后，发汗，虚烦，脉甚微，八九日心下痞硬，胁下痛，气上冲咽喉，眩冒，经脉动惕者，久而成痿。

按：

1. 此言伤寒之变证。此伤寒，当为广义伤寒。

2. 伤寒迭经汗吐下误治，正气耗损而脉甚微，乃阳气已微。阳微，坐镇无权，厥气上冲，致心下痞硬，胁下痛，眩冒动惕，阳虚而痿。

与第 67 条"伤寒若吐、若下后，心下逆满，气上冲胸，起则头眩，脉沉紧，发汗则动经，身为振振摇者，茯苓桂枝白术甘草汤主之"颇似。此为肾阳虚，故脉微，第 67 条为脾气虚水气上泛，二者同中有异。

【第 161 条】伤寒发汗，若吐若下，解后心下痞硬，噫气不除者，旋覆代赭汤主之。

按：

1. 以伤寒为名冠之，乃广义伤寒。

2. 伤寒迭经汗吐下，虽表解，然脾胃已伤，痰饮内生，胃失和降而心下痞硬，噫气不除。予旋覆代赭汤，和胃降逆化痰。

【第 162 条】下后，不可更行桂枝汤，若汗出而喘，无大热者，可与麻黄杏子甘草石膏汤。

按：

1. 此无冠名，乃接上条"伤寒"而言。

2. 伤寒下后，表热内陷于肺。表热已解，故表无大热。"汗出而喘"者，热蕴于肺，肺气不降而喘，热迫津泄而汗。以麻黄、杏仁宣降肺气，石膏清透肺热。

3. 度其脉，当脉数或寸旺。凡热蕴于肺而肺失宣降所致之咳嗽、喘，其表或热或无热，此方皆可用之。《伤寒论》中此方石膏与麻黄之比为 2:1，温病中为 4:1，肺郁重者，麻黄量可增；肺热重者，石膏量应大。

【第 163 条】 太阳病，外证未除，而数下之，遂协热而利，利下不止，心下痞硬，表里不解者，桂枝人参汤主之。

按：

1. 以太阳病为名，当涵盖伤寒、中风、温病三者。皆可因数下之而协热下利、心下痞硬。

2. 何谓协热下利？协者，合也，同也，即下利而伴随邪热。

3. 何以"利下不止，心下痞硬"？此因数下之，伤脾胃之阳，清阳在下则利，浊阴在上则痞硬。

里虚寒而表不解者，当温中解表，扶正祛邪，方中人参、干姜、白术、甘草乃理中汤也，温中以去寒湿之凝；桂枝解表，乃双解之法。

此法乃甘温除热之滥觞。

【第 164 条】 伤寒大下后，复发汗，心下痞，恶寒者，表未解也，不可攻痞，当先解表，表解乃可攻痞。解表宜桂枝汤，攻痞宜大黄黄连泻心汤。

按：

1. 此以伤寒冠名，乃广义伤寒。

2. 伤寒迭经汗下，表未解而邪陷。表未解者，因已然经汗下，正气亦伤，故以桂枝汤解表，而不能麻黄汤峻汗。

邪陷而心下痞者，以方测之，当为热痞，故以大黄黄连泻心汤清之。

治此必须先表后里吗？未必，亦可表里双解，如后世之防风通圣散，即表里双解，仲景之葛根芩连汤等，亦属此意。

脉当如何？可浮数而沉按有力。

【第165条】伤寒发热，汗出不解，心中痞硬，呕吐而下利者，大柴胡汤主之。

按：

1. 以伤寒名之，乃广义伤寒。

2. 伤寒发热，何以汗之不解？以呕而发热者，病属少阳，而少阳禁汗，误汗邪陷，致心中痞硬。

大柴胡汤乃治少阳阳明并病，内攻外攘，亦表里双解。此脉当弦数沉实。

【第166条】病如桂枝证，头不痛，项不强，寸脉微浮，胸中痞硬，气上冲喉咽，不得息者，此为胸有寒也，当吐之，宜瓜蒂散。

按：

1. 此以"病"为名，乃泛指外感内伤。

2. 病如桂枝证，但头不痛，项不强，仅寸脉微浮，还有其他像桂枝汤证之处吗？当恶寒、发热、自汗等。然此类证，非太阳中风表证所致，乃因邪踞胸中，营卫敷布失常，致营卫不和，而见类桂枝汤证。何以知非桂枝汤证？桂枝汤证之脉当阳浮阴弱；而寒踞胸中者，寸虽浮，然按之沉紧。

3. 胸中寒实，胸中痞硬，肺失治节，冲气上逆，致气上冲喉咽。"其高者因而越之"，故以瓜蒂散吐其胸中之邪。

【第167条】病胁下素有痞，连在脐旁，痛引少腹，入阴筋者，此为脏结，死。

按：

1. 此以脏结为名，乃专病之名。

2. 脏结无阳证，且素有痞疾，自胁下连脐旁，痛引少腹，入阴筋。前阴为宗筋所聚，阳明主宗筋，肝脉绕阴器，肾司二阴。寒盛，宗筋缩蜷则囊缩，独阴无阳，故死。

【第168条】伤寒若吐、若下后，七八日不解，热结在里，表里俱热，时时恶风，大渴，舌上干燥而烦，欲饮水数升者，白虎加人参汤主之。

按：

1. 以伤寒冠名，乃广义伤寒。伤寒、中风、湿温、热病、温病，化热入于气分后，皆可出现白虎汤证。杂病之中，气郁化火，内生之气血痰食蕴久化热，亦可出现白虎汤证，非独伤寒也。

2. 白虎汤证的诊断标准有四大，即大热、大汗、大烦渴、脉洪大。若四大具备，固然易断，若四大不全，以何症为主？当以脉洪大为主要指征，《伤寒论》称之为阳明经证，温病称之为气分无形热盛。

3. 白虎加人参，清热益气生津，见于热邪耗伤津气，或高年、产妇、素体较弱者，脉芤，张锡纯恒加之。

【第169条】伤寒，无大热，口燥渴，心烦，背微恶寒者，白虎加人参汤主之。

按：

1. 以伤寒名之，乃广义伤寒。

2. 白虎汤主症之一就是大热，此言无大热，乃表无大热也。此条体温可不高，仍言大热者，是因中医所说的热，是一组特异症状和体征，而非体温之高低。但外感热病，中医称之为热盛者，体温亦高。中西医关于"热"的概念，有重叠，但又有区别，不能画等号。

身无大热，体温不高之白虎汤证，包括内伤杂病之气分无形热盛者。

3. 无大热，而又言热盛，其热表现为口燥渴、心烦，且脉应洪大。

何以加人参？因壮火食气，气虚则背微恶寒，故加人参。

【第170条】伤寒脉浮，发热无汗，其表不解，不可与白虎汤。渴欲饮水，无表证者，白虎加人参汤主之。

按：

1. 以伤寒为名，乃广义伤寒。

2. 脉浮、发热、无汗，乃表闭，理当解表，使表气通，热可透散而解。若表闭热郁，予白虎汤，冰伏气机，热更郁伏不解，故不可与之。若无表证，热渴欲饮，且脉浮者，热有外达之势，予白虎汤，辛凉重剂，因势利导，达热出表。加人参者，亦视其正气强弱而斟酌。

【第171条】太阳与少阳并病，心下硬，颈项强而眩者，当刺大椎、肺俞、肝俞，慎勿下之。

按：

1. 以太阳少阳并病为名，乃太阳不解，邪传少阳。

2. 太少并病，何以心下硬，颈项强而眩？颈项强，乃太阳表证；眩，乃少阳证；心下硬，乃邪陷心下。少阳禁汗，虽有太阳证，不可发汗；少阳禁下，虽有心下硬，然不可下。奈何？当刺大椎、肺俞以解太阳之邪，刺肝俞以泻少阳之邪。太少解，心下之邪可透散而解。

【第172条】太阳与少阳合病，自下利者，与黄芩汤。若呕者，黄芩加半夏生姜汤主之。

按：

1. 以太少合病为名，乃二经同病。

2. 此太少合病，何以心下硬、自下利？心下硬、自下利乃胃肠之病变。此二经之热下传阳明，据方测之，当以少阳之热传为主。方以黄芩汤清少阳之热，芍药和阴，甘草、大枣安中。

若热传阳明，胃气上逆而呕吐者，加半夏生姜以降逆止呕。

3. 《伤寒论》中论合病下利者，有三条。

第32条为太阳阳明合病下利，病变重在表，治用葛根汤，逆流挽舟。

第172条为太少合病，重在少阳，予黄芩汤，清热止利。

第256条为阳明少阳合病，病变重在阳明，其下利为热结旁流，治用大承气汤。

以上为太少合病下利，体现了审因论治的精神。

【第173条】伤寒，胸中有热，胃中有邪气，腹中痛，欲呕吐者，黄连汤主之。

按：

1. 以伤寒为名冠之，当为广义伤寒。

2. 以方测证，此为寒热错杂，胸中有热，以黄连清之；胃中有邪气，当为胃寒，以干姜桂枝温之，半夏降逆止呕，交通阴阳；人参、大枣、炙草健脾培中。此方意同半夏泻心汤。

【第174条】伤寒八九日，风湿相搏，身体疼烦，不能自转侧，不呕，不渴，脉浮虚而涩者，桂枝附子汤主之，若其人大便硬，小便自利者，去桂加白术汤主之。

按：

1.此以伤寒名之，指广义伤寒。此非伤寒之太阳表证，乃风湿客于经脉筋骨者，亦属广义伤寒范畴。

2.何以阳虚？脉虚涩，此虚脉，故重用炮附子以温阳，逐寒湿痹痛，四逆汤才用大者一枚，生用，此用三枚，可见量重。

风寒湿所客病位何在？因主症是"身体疼烦，不能自转侧"，位居经脉筋骨，故加桂枝以通经，生姜、甘草、大枣益中。

"不呕"，无少阳证；"不渴"，无阳明证。不能据此言无里证，脉虚涩且重用附子，生姜、甘草、大枣培中，乃脾肾阳虚也，岂无里证？

3."若其人大便硬，小便自利者，去桂加白术汤主之。"此大便硬，小便自利，非阳明热结。果为阳明热结，当有脉征、腹征、舌征，而本条无，知非阳明热结。然何以便硬？乃脾肾虚，无力推荡也。故于桂枝附子汤中去桂加白术四两，健脾祛湿通便。

4.桂枝必须去吗？我看非必去桂枝。用其通阳、通经、气化，并无不妥，非必去之。

5.桂枝附子汤与桂枝去芍药加附子汤的比较。

桂枝去芍药加附子汤，症见脉促胸满、微恶寒者，此心阳虚为主，于桂枝去芍药方中，加炮附子一枚。

桂枝附子汤，是脾肾阳虚，脉浮虚而涩，以身体疼烦为主，乃阳虚更著，筋脉失于温养，故亦去芍药之阴柔酸敛，附子用三枚，更加桂枝一两。二者表现不同，阳虚轻重有别，但皆阳虚一也，其理互通，其用亦可权衡互参。

【第175条】 风湿相搏，骨节疼烦，掣痛不得屈伸，近之则痛剧，汗出短气，小便不利，恶风不欲去衣，或身微肿者，甘草附子汤主之。

按：

1. 此无冠名，接上条之"伤寒八九日，风湿相搏"，亦言伤寒之变证。

2. 此条与上条之异同：

同点，皆为阳虚风湿相搏，以肢体痛为主要见证。

异点，本条较上条痛重，且小便不利，汗出恶风，短气，或身微肿，湿气更重。方用甘草附子汤，即桂枝附子汤去生姜、大枣，加白术二两。

我若治此病，辨不了那么细、那么准，惯以上方加炙川乌、蜈蚣、全蝎等。

【第176条】 伤寒，脉浮滑，此以表有热，里有寒，白虎汤主之。

按：

1. 此伤寒之传变，乃广义伤寒。太阳病、温病、湿温化热、暑温等皆可出现阳明证。无形热盛者，皆用白虎汤。故此伤寒，乃广义伤寒。

2. 里有寒，当为里有热。第370条云："里寒外热，汗出而厥者，通脉四逆汤主之。"里寒外热是格阳证，绝不能用白虎汤。且脉浮滑，亦阳脉，非虚大按之无力者。

【第177条】伤寒，脉结代，心动悸，炙甘草汤主之。

按：

1.此伤寒之传变，乃广义伤寒，温病后期亦可出现此证，吴鞠通之加减复脉汤、三甲复脉汤、大定风珠，皆由此方化裁而来，实仲景之功臣，善学者也。由此可见，温病后期亦出现炙甘草汤证。

2.由方测证，此属气阴两伤而心动悸、脉结代者，故以炙甘草汤益气阴，以通血脉安神。

【第178条】脉按之来缓，时一止复来者，名曰结。又脉来动而中止，更来小数，中有还者反动，名曰结阴也。脉来动而中止，不能自还，因而复动者，名曰代阴也。得此脉者必难治。

按：

1.此接上条，言结代之脉。

2.结脉，乃缓中一止复来。脉为何一止？原因有二：一是缓而无力，乃正气虚，气血不能相继而一止；二是邪气阻隔，气血不能相继而一止。二者一虚一实，以脉沉取有力无力分之。其心动悸者，实者为邪扰心神而动悸；虚者为正虚，神无所倚而动悸。

3.代脉，皆云止有定数，非也。代脉乃乍大乍小、乍强乍弱、乍疏乍数，诸脉相互更代者，此为代脉。仲景所描述的代脉，就是数脉更替。由动到中止，由止到更来小数，由小数又返还为中止，由中止又返还为动。"动而中止，不能自还"，是止后无力恢复为原来的脉律，而是由小数之脉代替动脉，以后才又恢复为动脉，这就是"因而复动，名曰代阴"。所谓代阴之代，即带动之带，因脉止后，不能自还，由小数之脉带动血脉继续搏动，此即"因而复动"。

由仲景所描述的代脉来看，就是数脉更代，正气已衰，故难治。

太阳篇总结

一、回顾

（一）为什么要高举溯本求源平脉辨证的大旗

鉴于当前中医既呈现空前大好的机遇，也面临着生死存亡的挑战，此非耸人听闻，而是确实存在。

何言生死存亡？原因固多，然中医队伍学术思想的混乱乃一致命死穴。

中医理论的核心特色、精髓是辨证论治，恰恰在这一核心特色上，众说纷纭，鱼龙混杂，莫衷一是。

怎么办？根本的途径是回归经典，勤于实践。《内经》奠定了中医理论基础，而仲景勤求古训，博采众方，创立了中医辨证论治体系。这一辨证论治体系的核心、精髓、灵魂是平脉辨证。我们就是要高举平脉辨证的大旗，使中医学的振兴走上康庄大道。

（二）为什么要写《伤寒论冠名法求索》

仲景在勤求古训、博采众方的基础上，把伤寒与杂病揉在了一起，这无疑是一大堆乱麻。欲从这一大堆乱麻中捋出一个辨证论治体系，难于蜀道。为此，仲景采取了三项措施：

1. 逐层分类：一级分类是分阴阳。二级分类从阴阳之中又分为六病，阳病三，阴病三。三级分类是六病再分若干次级的病，如太阳伤寒、中风、温病。四级分类是每病又分若干层次的证，如桂枝汤证、麻黄汤证等。五级分类，在大证中又分为若干个分证，如桂枝去芍药汤证、桂枝去芍药加附子汤证等，直分到每个个体、不同时空具体的证，直到每个病人的个体化。病是宏观的，大的分类，反映该病的一般规律、特点；证，是具体的因人而异的。证反映疾病的性质、病位、程度、病势，只有搞清每个病人的证，才能正确命名。反过来，据其命名，就可知该病的发病规律和特点，便于提纲挈领，纲举目张。所以要探讨仲景《伤寒论》命名的规律，以便深入领悟仲景辨证论治体系。

2. 以脉为据：脉是判断每个证的主要依据，此部分内容于《仲景脉学求索》中述之。

3. 将医经与经方相交融，使理论与实践紧密结合。这部分的有关内容见拙著《平脉辨证 经方时方案解》。

（三）为什么要总结

总结的目的在于探讨其构思、布局的规律。

仲景把外感杂病揉在一起，提炼其共同的辨证论治规律，必然有一个缜密的构思和布局。

首先将外感内伤病分为阴阳两大类。阴阳两类，又进而分为六病，即三阴病与三阳病。太阳为一身藩篱，主一身之表，为阳盛；阳明为阳极；少阳为半阴半阳。三阴为阳衰，太阴为至阴，主脾胃阳衰；少阴为阴中之阴，主心肾阳衰，少阴又为水火之脏，有寒化热化两途；厥阴为阴中之阳，主肝与心包阳

129

衰，然厥阴内寄相火，多见寒热错杂，亦有寒化热化两途。这是《伤寒论》的大体布局。

二、太阳篇小结

太阳上篇主要讲桂枝汤证及其相关问题。第 12～30 条谈太阳表虚桂枝汤证的应用、传变、鉴别、禁忌。

中篇主要谈太阳表实之麻黄汤证的应用、传变、鉴别、禁忌。

下篇谈太阳证的坏证，主要谈结胸与痞的证治、鉴别。

（一）太阳上篇小结

1. 总纲：第 1～11 条及第 27 条为全书之总纲。

第 1 条是太阳病的标准。

第 2 条是太阳中风的标准。

第 3 条是太阳伤寒的标准。

第 4、5 两条是太阳病传变与否的标准。

第 6 条是太阳温病的标准及大致传变规律。

第 7 条是阴证、阳证辨别之标准。

第 8、9、10 条是太阳病愈期。

第 11 条是辨寒热真假之标准。

第 27 条是辨证总纲——"观其脉证，知犯何逆，随证治之"。

2. 桂枝汤本证 5 条

第 12 条为典型桂枝汤证标准。

第 13 条为不典型桂枝汤证。

第 15 条为桂枝汤证误下后，仍可用桂枝汤及禁用桂枝汤的标准，即气陷与未陷。

第 24 条为桂枝汤表邪重者，先刺风池、风府以挫邪势，更予桂枝汤。

第 25 条为下之后，脉洪大，其气上冲者，仍可用桂枝汤标准。

3. 桂枝汤兼证。

第 14 条为桂枝汤证兼经腧不利，予桂枝加葛根汤标准。太阳病，项背强几几，反汗出恶风者，桂枝加葛根汤。

第 18 条为桂枝汤证兼素有喘疾，予桂枝加厚朴杏子汤标准，新感风夙两相兼顾。喘家，作厚朴杏子佳。

4. 桂枝汤变证。

第 20~30 条为桂枝汤变证。

第 20 条为阳虚，汗漏不止，恶风，小便难，四肢微急，难以屈伸，予桂枝加附子汤。

第 21 条为阳虚，见脉促胸满者，予桂枝去芍药汤。

第 22 条为阳虚，见脉促胸满，又增背微恶寒，予桂枝去芍药加附子汤。

第 23、25、27 条为小汗法，乃表邪轻者，皆予桂枝汤合方。

第 26 条为表热传入阳明经热，予白虎加人参汤主之。

第 29 条言太阳病传变，可导致阳虚、阴虚、热结、亡阳等，仅举例而已，亦是对坏证"观其脉证，知犯何逆，随证治之"的举例。

第 30 条是对第 29 条的注解。

5. 桂枝汤证鉴别

第 26 条是太阳传入阳明，予白虎加人参汤。但也有与第 15 条、第 25 条相鉴别之意。15 条是桂枝汤误下后其气上冲者，仍可用桂枝汤。第 25 条是服桂枝汤后，大汗出，脉洪大，仍可用桂枝汤。何以知其气上冲？大汗出、脉洪大，即气上冲之表现，是正气仍有外出与邪争的能力。第26条亦大汗出，脉洪大，何以不用桂枝汤，而用白虎加人参汤呢？因出现大烦渴一症，乃阳明热盛津伤的表现，故不用桂枝汤，而予白虎加人参汤。

第15条、第25～26前后联读，可知其气上冲，见大汗出、脉洪大的桂枝汤证与白虎加人参汤的大汗出、脉洪大的区别。

第28条为湿遏的太阳病类证，予桂枝汤去桂加茯苓白术汤主之。

6.桂枝汤禁忌，共六条

第15条，"太阳病下之后，其气不上冲者，不得与之。"气不上冲，为气已无力达表与邪争，乃气陷也，故禁用桂枝汤再汗。示正虚不可用桂枝汤。

第16条"太阳病三日，已发汗，若吐、若下、若温针，仍不解者，此为坏病，桂枝不中与之也。桂枝本为解肌，若其人脉浮紧，发热汗不出者，不可与之也，常须识此，勿令误也。"——表实不可用桂枝汤，坏病不可予桂枝汤。

第17条："酒客不可与桂枝汤。"——湿热盛。

第19条："凡服桂枝汤吐者，其后必吐脓血也。"乃里热盛也。

第23条："脉微而恶寒者，此阴阳俱虚，不可更发汗、更下、更吐也。"——正虚不可汗。

第27条："太阳病，发热恶寒，热多寒少，脉微弱者，此无阳也。不可发汗。"

（二）太阳中篇小结

第32～127条，共97条。

上篇论桂枝汤证，中篇论麻黄汤证。

1. 麻黄汤本证，共 9 条

第 35、36、37、46、51、52、55、232、235 条皆为麻黄汤证。

第 35 条是典型麻黄汤八症。

第 36 条是太阳阳明合病，以太阳病为主，胸满而喘者。予麻黄汤逆流挽舟。

第 46、55 条是表未解，郁热致烦、瞑、衄者。

第 37、51、52、232、235 条皆以脉示麻黄汤证，乃省略之笔。

2. 麻黄汤衍生方

（1）葛根汤证 3 条

第 31 条论葛根汤证标准。

第 32 条论葛根汤证之邪乍入阳明而下利者，以葛根汤逆流挽舟。

第 33 条是葛根汤证之邪乍入阳明而兼呕者，加半夏。

第 34 条是表未解而热入阳明，协热下利而喘，用葛根芩连汤表里双解。

（2）大青龙汤证 2 条

第 38 条是大青龙汤证应用标准及禁忌。

第 39 条是大青龙汤类证，湿阻热郁者。

（3）小青龙汤证 2 条

第 40、41 条为小青龙汤证应用标准，即外寒内饮。

3. 太阳表证传变

（1）太阳病由经入腑

①膀胱蓄水

第 71~74 条，论膀胱蓄水五苓散证。

②膀胱蓄血

第 106 条为膀胱蓄血轻者，桃核承气汤证。

第 124～127 条为膀胱蓄血重者，抵当汤、丸证。

（2）太阳传经

①太阳病传少阳

第 96～101 条论小柴胡汤证标准。

第 103 条论大柴胡汤证标准。

第 104 条论小柴胡加芒硝汤证标准。

第 107 条论柴胡加龙骨牡蛎汤证标准。

第 108、109 条为木亢乘肺、乘脾刺期门的标准。

②太阳传阳明

第 76～81 条为热郁胸膈的栀子豉汤应用、加减及禁忌标准。

第 63 条麻杏石甘汤标准。

第 29、70、105、123 条为阳明腑实，用调胃承气汤的标准。

第 34 条：热迫大肠而协热下利而喘之葛根芩连汤证。

③合病并病

二经以上，为合病、并病。

A、太阳与阳明合病

第 32 条："太阳与阳明合病者，必自下利，葛根汤主之。"

第 33 条："太阳与阳明合病，不下利，但呕者，葛根加半夏汤主之。"

第 36 条："太阳与阳明合病，喘而胸满者，不可下，宜麻黄汤。"

B、太阳少阳合病

第 172 条："太阳与少阳合病，自下利者，与黄芩汤；若呕者，黄芩加半夏生姜汤主之。"

C、三阳合病

第 268 条："三阳合病，脉浮大，上关上，但欲眠睡，目合则汗。"

D、太阳阳明并病

第 48 条，为汗出不彻，传入阳明。

E、太阳少阳并病

第 142 条："太阳与少阳并病，头项强痛，或眩冒，时如结胸，心下痞硬者，当刺大椎第一间、肺俞、肝俞，慎不可发汗，发汗则谵语、脉弦。五日谵语不止，当刺期门。"

第 150 条："太阳少阳并病，而反下之，成结胸，心下硬，下利不止，水浆不下，其人心烦。"

第 171 条："太阳少阳并病，心下硬，颈项强而眩者，当刺大椎、肺俞、肝俞，慎勿下之。"

（3）太阳病误治及转阳虚者

第 60 条，阳虚的标准——振寒，脉微细。

第 61 条，干姜附子汤标准——烦躁，脉沉微。

第 62 条，桂枝新加汤标准——脉沉迟。

第 64 条，心阳虚，心悸，桂枝甘草汤标准。

第 65 条，脾阳虚，脐下悸，欲作奔豚，苓桂枣甘汤标准。

第 66 条，脾虚气滞，厚朴生姜半夏甘草人参汤标准。

第 67 条，脾虚水饮上凌，苓桂术甘汤标准。

第 68 条，汗后恶寒，阴阳两虚，芍药甘草附子汤标准。

第 69 条，阳虚烦躁，茯苓四逆汤标准。

第 75 条，阳虚耳聋，饮多而喘。

第 82 条，为真武汤证标准。

（4）阴阳两虚者

第100、102、112条小建中汤证标准。

（5）火逆变证

第110～119，共10条论火疗生变。

第110条为火热入胃，郁热上熏；第111条为火劫阴伤内热；第112条为伤阳；第113条为津伤热炽；第114、115条为助热动血；第116条为焦骨伤筋；第117条为阳虚引发奔豚；第118条为心阳虚而烦躁；第119条为火热内攻而惊。此皆因火邪致变，其变随人体质而异。

（6）吐后变证

第120～123条，论太阳病吐后变证。

第120条为吐后伤阴，第121条为吐后热盛，第122条为吐后胃阳虚，第123条为吐后阳明腑实。

4. 汗禁

第50条、第83～89条言汗禁，第90～94条论表里汗下先后治则。

5. 鉴别

（1）桂枝汤证

第42、43、44、45、53、54、56、57、95条皆桂枝汤证，此处插入桂枝汤，意在表虚与表实证相互鉴别。麻黄汤证不可用桂枝汤，表虚之桂枝汤证亦不可误用麻黄汤。

（2）风湿痹痛

第174～175条为太阳表实与风湿痹痛相鉴别，方用三附子汤。

6. 自愈标准

第47条为太阳病，衄乃解。

第 49 条为阴阳调和，正汗出则愈。

第 58 条，凡病，阴阳自和者，自愈。

第 59 条，测尿法——小便利，必自愈。

第 93 条，测汗法——冒汗乃解。

第 94 条，战汗而愈的标准。

第 110 条，战利而愈，兼论脾湿下注。

第 113 条，解之当汗出愈。

第 116 条，烦乃有汗而解——正汗。

（三）太阳下篇小结

自第 128～178 条，共 51 条，论太阳病坏病，主要论结胸、脏结、痞证。

1. 结胸与脏结

第 128～130 条是结胸与脏结的并论，将结胸与脏结对比鉴别。

第 131～137 条论结胸证治及预后标准，并与痞证、湿热发黄、大柴胡汤证、大承气汤证对比鉴别。

第 138 条，小结胸证治标准与大结胸证相鉴别。

第 139 条，素患寒饮，与结胸相鉴别。

2. 鉴别

太阳误下，冷水灌之，太少并病，热入血室，少阳病等与结胸相鉴别。

（1）第 140 条，太阳病误下，变化多端，可变为结胸、欲解、寒邪入里而咽痛、少阳证、寒呕、协热利、热邪动血而下血等，变证丛生。

（2）第 141 条冷水潠之灌之之转归，可转五苓散证及寒实结胸证。

（3）太少并病

第 142 条为太少并病与结胸、心下痞相鉴别。

（4）热入血室

第 143～145 条为热入血室。其特点：

一是与月经有关，适来适断。

二是与外感有关，外邪乘虚而入于血室，血热结于血室。

三是都应有少腹的症状，为腹满痛硬，影响气机，可见胸胁胀满疼痛。

四是其热型，可寒热并作，或寒热往来，或热除，表证已无，或但热不寒。

五是都伴有神志症状，谵语，如见鬼状。

六是治当疏肝，或刺期门以泻肝；或予小柴胡汤以舒肝；或俟其自愈。

何以能自愈？因其经水适来，瘀热随经水而下泄，故可自愈，勿以谵语而予承气下之，犯其胃气；勿以发热为表证而犯上焦。

叶天士论热入血室，予陶氏小柴胡汤去人参、大枣，加生地黄、桃仁、楂肉、丹皮或犀角等，可参。

结胸为热与水结，太少合病是气结，热入血室是血结。仲景将此三种不同原因引起的类似结胸证并列，意在相互鉴别，利于辨证论治。

（5）与少阳证鉴别

第 146 条，柴胡桂枝汤证标准。

此为太少合病。太阳证见发热恶寒，肢节烦痛；少阳证见微呕，心下支结。太阳证以桂枝汤主之，少阳证以小柴胡汤主之，桂枝汤与小柴胡汤各半，成柴胡桂枝汤。

第 147 条是柴胡桂枝干姜汤证标准。是太阳、少阳、太阴三经合病。往来寒热、胸胁满微结、心烦为少阳见证。渴、小便不利、胸满、头汗出为脾寒湿遏，三焦不利。

太阳证何在？仲景语焉不详，据第 146 条柴胡桂枝汤，有"发热微恶寒，肢节烦疼"的表证，已述于前而略于后，省略之笔，且云"复服汗出便愈"，既用汗法，当有表证可知，可前后互参。

上二条，因有"心下支结""胸胁满微结"，故并列以与结胸相鉴别。第 148 条，因有"心下满"，故列于此，以与结胸证相鉴别。

此条"心下满"可见几种情况：一是脉细"阳微结"之少阳证；一是脉沉之"纯阴结"；一是脉沉紧之"少阴证"，与结胸相似，故并列以与结胸相鉴别。与前之第 96～109 条少阳病诸条互参。

第 149 条少阳证之胸胁满与结胸、心下痞之鉴别。

第 150 条为太少并病误下邪陷成结胸。

第 128～150 将结胸之辨治论述详尽。以脏结、小结胸、寒实结胸、热入血室、太少并病等相鉴别。

3. 论痞

第 131 条论气痞成因"病发于阴而反下之，因作痞也。"

第 142 条：太阳与少阳并病，"心下痞硬"。

第 149 条："但满而不痛者，此为痞，宜半夏泻心汤。"

第 151 条：气痞的病因及诊断标准。

第 152 条为悬饮，因有"心下痞硬满"，故并列以与结胸、痞证相鉴别。

第 153 为虚痞的成因和预后标准。"心下痞，表里俱虚，阴阳气并竭，无阳则阴独。"第 152 条为实，第 153 条为虚，对比鉴别。

第 154 条论热痞及大黄黄连泻心汤之标准。

第 155 条为热痞兼阳虚及附子泻心汤之标准。

第 156 条为水痞及用五苓散之标准。

第 157 条论寒热错杂夹水气成痞，及半夏泻心汤应用指征。

第 158 条论胃虚气逆痞及甘草泻心汤的应用标准。

第 159 条论痞兼下焦滑脱及赤石脂禹余粮汤应用标准。

第 160 条论虚甚气上冲痞标准。

第 161 条论痰气痞。

第 163 条论胃虚表热不解而痞利及桂枝人参汤应用标准。

第 164 条论热痞而夹表邪未解及表里治疗先后的标准。

第 165 条论少阳阳明合病成痞，及大柴胡汤应用标准。

第 166 条论寒痰停聚胸胁而成痞，及瓜蒂散应用标准（与 355 条合参）。

第 167 条论脏结胁下痞之死证标准。

自第 128 条至 167 条，论结胸、脏结、痞证三证异同，示人以辨证论治之法。

4. 热证

第 63、162 条论热邪壅肺而喘，应用麻杏石甘汤的标准。

第 168～170 条及第 176 条论阳明经热与白虎加人参汤的标准。

5. 太少合病并病

第 171 条为太少并病，"心下硬，颈项强而眩者"，刺大椎、肺俞、肝俞的标准。

第 172 条为太少合病下利用黄芩汤，呕者用黄芩加半夏生姜汤的标准。

6. 风湿痹痛

第 174～176 条，为风湿相搏痹痛，有寒、湿、虚之异。

7. 心气阴两虚证

第 177、178 两条论伤寒后期脉结代，用炙甘草汤的标准。

第四章　阳明病冠名法求索

【概述】

阳明，指足阳明胃、手阳明大肠，与足太阴脾、手太阴肺相表里。胃主受纳、消磨、腐熟、传化，大肠主传导变化、排泄糟粕。

阳明病的特点是邪热极盛，性质为里、热、实，可伤阴化燥；亦可壮火食气，转为气虚、阳虚。

热邪在里，可外淫、上灼、下迫、内窜，引发各个脏腑的广泛病变。因人是一整体，各个脏腑经络器官紧密相连，所以阳明病可传至各个脏腑器官。是否像多米诺骨牌那样，一块倒下，引发后面的若干骨牌皆倒？那倒不是，而是"邪之所凑，其气必虚"，哪儿虚就传哪儿，不虚则不传。

关于脏腑之间的传变规律，仲景已于太阳病篇详述，故其他各篇从略，不再赘言。由于《伤寒论》主要论寒伤阳，因而对热邪内传三阴引发的昏厥、动风、动血等三阴热盛阴伤诸证未详言，温病学补其未备，实为《伤寒论》之大功臣。是对中医学的重大发展。

阳明病分为两大类，一是无形热盛的白虎汤证，一是阳明热结的承气汤证。其传变，可出现邪郁胸膈、水热互结、湿热发黄、热入血分的阳明血证，阳明虚寒等。

【各论】

【第179条】病有太阳阳明，有正阳阳明，有少阳阳明，何谓也？答曰：太阳阳明者，脾约是也；正阳阳明者，胃家实是也；少阳阳明者，发汗利小便已，胃中燥烦实，大便难是也。

按：

1. 此言阳明病之由来。以病为名者，当指外感内伤百病而言。文中之意，谓阳明病由三阳经传变而来。但三阴经能否转为阳明？内伤杂病能否出现阳明病？可。

三阴属脏，脏病可由阴转阳，由虚转实，而成阳明病，是故《伤寒论》三阴篇中皆有阳明病，此即阴阳之转化。杂病中能否出现阳明病？可。气郁化火，内生五邪郁久化热，皆可转成阳明证。故此以病为名冠之者，当涵盖外感内伤。

2. 阳明病的形成，本条指出三条途径。由太阳病热盛或误治伤津，脾不能为胃行其津液，脾为之约，致大便秘结，称之脾约，此为太阳阳明。

正阳阳明者，乃阳明本经自病，素有阳明热盛，兼有宿食积垢，热与宿食积垢相搏结，遂成胃家实，谓之正阳阳明。

少阳阳明者，由少阳热盛，传入阳明，或误治伤津化燥，胃中燥烦实，大便难，遂成阳明病者，谓之少阳阳明。

【第180条】阳明之为病，胃家实是也。

按：

1. 此以阳明病为名冠之，当指广义伤寒而言。《素问·热论》云："今夫热病者，皆伤寒之类也。"《难经·五十八难》曰："伤寒有五，有中风，有伤寒，有湿温，有热病，有温病。"湿温、热病、温病三种，皆可归属温病之中；而伤寒化热后，亦与温病同。《伤寒论》之阳明病，与温病的气分证、湿温化热化燥的气分证相同，无本质区别，径可视为殊途同归，一也。

陆九芝谓："阳明为成温之渊薮"，"治温扼守阳明"，"温病热自内燔，其最重者，只有阳明经腑两证，经证用白虎汤，腑证用承气汤，有此两法，无不可治之温病矣。"杨栗山亦云："温病非泻即清，非清即泻，原无多方，视其轻重缓急而救之。"

俗传《伤寒论》详于寒而略于温，其言不确。温病的气分证，即《伤寒论》之阳明病。温病的内容，仲景主要在阳明篇中论述之，并散见各篇，何言《伤寒论》略于温耶？

中医界尚有寒温之争，认为《伤寒论》已涵盖温病，所以温病无须自立门户，持此见解者，称为寒温统一派。

温病学对《伤寒论》的重大发展固多，主要有两部分。一是《伤寒论》论三阴篇，主要是寒伤阳的虚寒证；而温病主要阐述三阴的热证，如昏厥、动风、动血。《伤寒论》中疾病的后期主要是阳气伤的虚寒证，而温病主要论述疾病后期肝肾真阴耗伤证。

温病学虽滥觞于《伤寒论》，然温病学已有重大发展，且自成体系，亦广泛用之于实践，无须再把温病学合并于《伤寒论》中，仿佛把新生的婴儿再塞回娘肚子里，寒温统一派可以休矣。

2."胃家实"问题

胃指病位，包括足阳明胃、手阳明大肠，二者皆属阳明，故称一家。脾与胃相表里，肺与大肠相表里，因而阳明病多涉肺与脾。肺与大肠属金，脾与胃属土，而金与土与木火水三者又有生克乘侮的关系，因此，阳明"胃家实"的病变，又与全身的脏腑器官紧密相连，互相影响，病变多端。

"实"，是指病的性质，邪气盛则实。但阳明为外感病阳热亢极的阶段，所以阳明病之实，主要论述热盛的问题。阳明热盛，主要分两类：一类是无形热盛，称阳明经热，主以白虎汤；一类是热与糟粕有形之邪相搏结，阻滞气机，称阳明腑证。阳明之热亦可兼湿，使湿热搏结于中，熏蒸发黄；热与水结的热、渴、小便不利的猪苓汤证；热伤阴的脾约证；热入血分的衄血证等。至于阳明篇中的寒证、虚证，皆为鉴别条文。

【第181条】问曰：何缘得阳明病？答曰：太阳病，若发汗，若下，若利小便，此亡津液，胃中干燥，因转属阳明。不更衣，内实，大便难者，此名阳明也。

按：

1. 此条言阳明病之病因和病机。病因，指阳明病可由太阳病误治而来。病机，因误治伤津液，胃中干燥而内实。其临床特征为大便难、不更衣。

2. 阳明病的标准："内实大便难者，此名阳明也"，这就是阳明病的标准。前条之"胃家实"，是以病机来概括阳明病的病机特点，而"胃实大便难"，是从病机加临床特点来提出阳明病的标准。

【第182条】问曰：阳明病外证云何？答曰：身热，汗自出，不恶寒反恶热也。

按：

1. 此以阳明病为名冠之，当为广义伤寒。

2. 为何认为此条是广义伤寒？因广义伤寒包括温病。前言太阳病及伤寒、中风、温病三纲鼎立，第6条即言温病，而且概括地提出温病标准及温病演变的全过程。但温病放于何处论述？乃主要放于阳明篇中论之。何以为据？因第6条开首即提出："太阳病，发热而渴，不恶寒者，为温病"，这就是温病的特征、定义。本条明确提出，阳明病的外证为"身热，汗自出，不恶寒反恶热也"，这与第6条论温病的特征是一致的。所以温病的内容主要在阳明篇论之，其他各篇散在。云伤寒乃桂枝汤、麻黄汤、青龙汤三纲鼎立者，所言不确。云《伤寒论》详于寒而略于温者，此言片面。云"古方今病不相能"者，终是对《伤寒论》学得肤浅，温病之清下两法，《伤寒论》中已言之昭昭，医者未谙此意，弃而不用，非要持麻桂以治温病，不怨自己学识浅薄，反诬仲景"古方今病不相能"，并将此谬误捧为温病发展的里程碑，并如今仍堂而皇之地写入温病发展史中，岂不谬哉、哀哉。

3.何以"身热汗自出，不恶寒反恶热也"？恶寒是太阳病的特征，若不恶寒，则太阳表证已解，寒邪已化热入里，传入阳明，故阳明病外证为但热不寒。阳明里热外淫则身热，热迫津泄而汗出。

然阳明热郁者亦可恶寒，甚至肢厥。但此寒象，已非病之初始即见，故非表证。若阳明热盛，壮火食气，阳气伤者，亦可寒，但此寒是因热盛耗伤阳气而寒，如白虎加人参汤之背微恶寒。若阳亢而阳气大伤者，尚可转为亡阳证，此皆非太阳病之恶寒。

【第183条】问曰：病有得之一日，不发热而恶寒者，何也？答曰：虽得之一日，恶寒将自罢，即自汗出而恶热也。

按：

1.此无冠名，乃接上条而言。

2. "病有得之一日"，此"病"指何病？乃指太阳病也。若云阳明病，则与第182条之阳明外证的特点不符，故非阳明病。

太阳病始发，首先出现的是恶寒，诚如第3条所云："或已发热，或未发热，必恶寒。"需说明的是，中西医关于热的概念不同，中医所谓的发热是指一组特异的热征而言，而非以体温为唯一标准。太阳病初起首先见恶寒，此时体温高不高？可高，亦可不高，即使体温高，但病人并无热证，唯觉恶寒。

何以虽得之一日，恶寒将自罢，即自汗出而恶热也？因外感病以日计，曰一日太阳，二日阳明，三日少阳。一日乃太阳，二日当传阳明，故恶寒将自罢，汗出而恶热。

3. 第7条云："无热恶寒者，发于阴也"，本条亦"不发热而恶寒"，是否属阴？非也。本条乃言太阳病初起，发热与恶寒出现的先后，非阴证之恶寒。欲判断但寒不热是阴证还是阳证，是实证还是虚证，其鉴别点主要在脉之虚实。当然，其他鉴别点尚多，不再赘述。

【第184条】问曰：恶寒何故自罢？答曰：阳明居中，主土也，万物所归，无所复传，始虽恶寒，二日自止，此为阳明病也。

按：

1. 此以阳明病为名，当为广义伤寒。

2. 此条解释为何恶寒自罢问题，仲景以阳明居中，无所复传解之。太阳病可传阳明，亦可传少阳及三阴及太阳腑证，何言无所复传？太阳病究竟传于何处亦依人的素体而异。素体阳盛者，寒邪入里化热，而成阳明证；若素体阳虚者，可传少阳，或三阴证。究竟往何处传，并无一定路径，皆因禀赋而异。

【第185条】本太阳，初得病时，发其汗，汗先出不彻，因转属阳明也。伤寒发热，无汗，呕不能食，而反汗出濈濈然者，是转属阳明也。

按：

1. 本条论太阳病转属阳明的病因及指征。

2. 太阳病初得，当汗以解之。然汗出不彻，邪未解，转而内传阳明，此即太阳阳明。何以知汗出不彻？第48条云："以脉涩故知之。"

3. 转属阳明的标准是什么？曰："伤寒发热，无汗，呕不能食，而反汗出濈濈然者，是转属阳明也。"

太阳表证当发热、恶寒、无汗，然仲景未提恶寒一证，可见是但热不寒，此恰为阳明病特征之一，正如第182条所云："阳明病外证云何？答曰：身热，汗自出，不恶寒反恶热也。"

又曰："无汗"。第183条云："即汗出而恶热也。"可知阳明病当汗出，本条何以无汗？此发热无汗，乃指太阳表证阶段，若已转为阳明证，则里热蒸迫，当有汗，故云"反汗出濈濈然"，这是转属阳明的一个特异指征。"呕不能食"者，乃热壅于胃，胃气逆而呕不能食。

【第186条】伤寒三日，阳明脉大。

按：

1. 以伤寒冠名，当指广义伤寒而言。

2. "伤寒三日"，言病已数日而发生传变。日数不必拘泥。传入阳明，脉当大。第26条曰"服桂枝汤，大汗出后，大烦渴不解，脉洪大者，白虎加人参汤主之。"本条脉大，与第26条之脉洪大意同，这是判断阳明经热的主要指征，此即以脉定证。

【第187条】伤寒脉浮而缓，手足自温者，是为系在太阴。太阴者，身当发黄，若小便自利者，不能发黄。至七八日大便硬者，为阳明病也。

按：

1. 以伤寒为名，乃广义伤寒。本条言湿热发黄，故属广义伤寒范畴。

2. "脉浮缓"，浮为阳脉，主表，亦主热，浮而无力者亦主虚。此浮且手足温，而非手足冷，知非阳衰，故此浮主热。缓，主湿。湿热相合，故而发黄。

3. "系在太阴"者，以脾主湿、化湿，脾运化不及而生湿，此湿为内生之湿。湿热相合，熏蒸而黄。

4. "小便自利"，此非利尿法，是病者自身使小便通利的功能尚健全，湿无所遁，故不能发黄。

5. "至七八日大便硬者，为阳明病也。"这是湿热转为阳明的一个重要判断指征。《内经》曰："湿盛则濡泄。"便硬则知湿已化热化燥，湿邪已尽，正如叶天士所云："湿温病大便溏为邪未尽，必大便硬，慎不可再攻也，以粪燥为无湿也。"

【第188条】伤寒转系阳明者，其人濈然微汗出也。

按：

1. 以伤寒为名冠之，乃指广义伤寒。

2. 伤寒转为阳明病的指征之一，是濈然微汗出。濈然者，乃连绵不断之意，为阳明热盛，迫津外泄使然。

【第189条】阳明中风，口苦咽干，腹满微喘，发热恶寒，脉浮而紧。若下之，则腹满小便难也。

按：

1. 本条为三阳合病，发热恶寒，脉浮紧，此太阳证；口苦咽干，少阳证；腹满微喘，阳明证也，故云三阳合病。

三阳合病，却以阳明中风名之，何也？盖三阳之中，以阳明为著，故以阳明冠之。然阳明示人病位与病性；而中风乃示人所受邪气之性质，此于第 190 条中已明言，曰"阳明病，若能食，名中风"。

2. 何以下之腹满小便难？因属三阳合病，表证禁下；少阳亦禁下；虽有腹满微喘的阳明见证，然未成实，下之脾胃伤而腹更满，气化不利而小便难。

【第 190 条】阳明病，若能食，名中风；不能食，名中寒。

按：

1. 此以能食与不能食辨阳明病之寒热性质，故以阳明病为名冠之。

2. 风为阳邪，阳盛则热，热则消谷善饥而能食。其能食者逾于常也。

寒为阴邪，阴气盛，则不能收纳、消磨、腐熟，故不能食。

辨阳明病之寒热性质，能食与不能食乃指征之一，不足以仅据此而断，尚须察其脉征、腹征、舌征。

3. "中"有二音，以方位解，音 zhōng；以受到解，音 zhòng。此"中风""中寒"，不是受风、受寒，而是言其病性，是阳明热盛，还是阳明虚寒，当读 zhōng 音。

【第 191 条】阳明病，若中寒者，不能食，小便不利，手足濈然汗出，此欲作固瘕，必大便初硬后溏。所以然者，以胃中冷，水谷不别故也。

按：

1. 阳明病，是阳明热盛，"胃家实"者。而本条谓"胃中冷"，与"胃家实"不同，何以亦称阳明病？虽病位亦在阳明胃肠，然病性不同，故以鉴别条文列此。

2. 何谓固瘕？钱璜《伤寒溯源集》注："大便初硬后溏，因成瘕泄。瘕泄即溏泄也，久而不止，则为固瘕。"

胃中冷，胃阳衰也。阳衰不化则不能食，小便不利，水谷不别而固瘕，阳虚不能摄津而汗出，治当温阳益胃健脾。

3. "手足濈然汗出"，本为阳明热盛燥屎形成的指征，何以胃中冷者亦"手足濈然汗出"？热盛迫津外泄者，可手足濈然汗出；然胃中冷，阳气衰而不能摄津者，亦可手足濈然汗出。二者何以别之？以脉沉取有力无力别之。

【第192条】阳明病，初欲食，小便反不利，大便自调，其人骨节疼，翕翕如有热状，奄然发狂，濈然汗出而解者，此水不胜谷气，与汗共并，脉紧则愈。

按：

1. 本条为阳明虚寒，水气浸淫，狂汗而解者。而以阳明病名之，当有阳明胃肠二经之见症。阳明之症何在？文中曰"初欲食"，不言而喻，继而不能食，是水气浸淫阳明，此阳明见症之一也；"小便反不利"，乃脾胃弱水湿内停也，此阳明见症之二；"大便自调"者，乃水湿未注于大肠；其人骨节痛，是寒水浸淫经络，此阳明经证也，故以阳明病名之，意与阳明本证相鉴别。

2. "脉紧则愈"，乃狂汗之前脉当紧。脉紧且翕翕如有热状，为寒湿束于肌表，卫阳郁而热，营卫不行而骨节痛。

3."奄然发狂，濈然汗出而解"，奄然发狂者，忽然发狂也，此乃狂汗，意与战汗同。战而后汗者同战汗，狂而后汗者曰狂汗，皆正邪剧争之反映。狂而后汗乃解者，为正能胜邪，邪退正复，"水不胜谷气"则水气消，"脉紧则愈"乃寒邪除。本条可与麻黄加术汤、麻杏石甘汤互参。

本条所言乃寒湿，非正阳明之"胃家实"，亦以阳明病为名冠之者，意在与阳明热结之胃家实相鉴别，恰如脏结与结胸并列，以资相互鉴别之意同。

【第 193 条】阳明病，欲解时，从申至戌上。

按：

1. 此言阳明病欲解之时，故以阳明病冠名。

2. 申酉戌三个时辰，即 15～21 时，为阳降阴升之时，邪热亦因时而势敛，正气乘势而击之，故病欲解。

【第 194 条】阳明病，不能食，攻其热必哕。所以然者，胃中虚冷故也。以其人本虚，攻其热必哕。

按：

1. 此胃中虚冷，与阳明病胃家实者不同，为何亦称阳明病？因其病位亦在阳明，故仍以阳明病相称。本条列于此，意在与阳明胃家实相鉴别。

2."攻其热必哕"，本为胃中虚冷不能食，何言热也？医者必见有热象方攻之。热分虚实两大类，实热攻之，大法不谬；若虚热攻之，则谬之千里。本胃中虚冷，何以出现虚热之象？仲景未明言，东垣补其未备，创阴火理论，本条或为阴火之滥觞。

3. 攻之哕者，乃虚其虚，胃阳伤而胃气逆则哕，治当用理中之属。

【第195条】阳明病，脉迟，食难用饱，饱则微烦头眩，必小便难，此欲作谷疸。虽下之，腹满如故，所以然者，脉迟故也。

按：

1. 本条论中焦虚寒之谷疸，位在中焦，亦以阳明病名之，意与正阳明病相鉴别。

2. 谷疸，因中焦湿郁而发黄。然谷疸有湿热与寒湿之分，此乃中焦寒湿，其黄当属阴黄。

3. 脉迟，皆云迟为三至，非也。迟、缓、数、疾诸脉以至数计，皆非。中医所诊者是脉象，而非脉数，即脉率。凡脉来去皆徐者，称迟、缓，脉来去促急者称数疾，而不以脉之至数计。

迟主寒，此其常也。然迟又分虚寒与寒实，以脉之沉取有力无力别之。实而迟者，又有邪阻火郁之别，阴邪阻碍者，气血行泣脉亦迟，然迟而有力。火郁之迟，因邪阻气机不畅而火郁于内，虽沉迟，必有力。闭郁重者，不仅脉可迟，亦可见细、短、涩、小、伏乃至厥，且必有躁动不宁之感。本条胃中虚冷，脉当沉迟无力。

【第196条】阳明病，反无汗，其身如虫行皮中状者，此以久虚故也。

按：

1. 此论阳明病之虚证，此与正阳明证相鉴别，其病位在阳明，亦以阳明病名之。

2. 正阳明证，热蒸汗泄，故法应多汗。反无汗者，虚故也，无作汗之资，故无汗。

阳明证虚实之判别，应以脉为据。脉实证实，脉虚证虚。阳明无形热盛者，其脉洪大；阳明腑实者，其脉沉实。阳明阳虚者，其脉沉无力；阳明阴虚者，其脉细数。此仅言其主脉、常脉，其变脉、兼脉尚多，须仔细辨识。

3. 身痒者，营卫不行，肌肤失养所致。然肌肤失养，亦有虚实之分。第23条之身痒，以其肌肤之邪未尽，"以其不能得小汗出，身必痒，宜桂枝麻黄各半汤。"本条为久虚，营卫俱不足，肌肤失养而痒，当益其营卫，如黄芪建中汤类。

【第197条】阳明病，反无汗，而小便利，二三日呕而咳，手足厥者，必苦头痛。若不咳不呕，手足不厥者，头不痛。

按：

1. 此阳明中寒，病位亦在阳明，故以阳明病名之，意在与正阳明病鉴别。

2. 阳明病，法多汗，此反无汗，乃阳明虚寒，不能化津布汗而无汗。脾主四肢，脾之清阳实四肢，脾阳虚而手足厥。何以"小便利"？因虚在中焦，而不在肾，肾之气化得行，故小便利。阳明中寒，胃气逆而呕，土不生金而咳，清阳不得上达而头痛。若阳气旺，则呕、咳、厥、头痛皆不会发生。这就指明中阳虚为本，而呕、咳、厥、头痛皆为标象，示人治病求本，不可头痛治头，咳则治咳，当谨守病机。

【第198条】阳明病，但头眩，不恶寒，故能食而咳，其人咽必痛，若不咳者，咽不痛。

按：

1. 此言阳明热盛，故以阳明为名冠之。本条恰与第197条阳明中寒相鉴别。

2. 何言阳明热证？第190条云："阳明病，若能食，名中风。"风乃阳邪，阳盛则热，热则消谷善饥，故能食。热上熏于肺则咳；咽为肺之门户，肺热而咽痛；热扰于巅而头眩，阳明外证乃但热不寒也。此咳、咽痛、头眩，非外感表证，乃阳明热盛使然。

此条判断阳明热盛与虚寒，着眼点在于能食与不能食，此与第191条、192条精神相一致。再者，示人以治病求本，咳、咽痛、头眩颇似外感表证，然能食，知为阳明热盛，故不能发汗解表，而应清其胃热，则能食、头眩、咽痛、咳嗽随之而消矣。

【第199条】阳明病，无汗，小便不利，心中懊恼者，身必发黄。

按：

1. 此言阳明湿热发黄，故以阳明病名之。

2. 阳明湿热蕴结而发黄，三焦不利则小便不利；玄府不开而无汗；湿热蕴结于中，上扰心神而懊恼。治当清热利湿。

上条言胃热上蒸，此条论湿热相熏，二条并列，意在鉴别。

【第200条】阳明病，被火，额上微汗出，而小便不利者，必发黄。

按:

1. 此言阳明湿热发黄，故以阳明病为名冠之。

2. 第 199 条之阳明湿热发黄，无汗且小便不利，此亦无汗而小便不利。然与前条所异者，被火耳。被火则助其热，热蒸则湿横，湿遏则热炽，蒸迫于上，故尔额上微汗出。

【第 201 条】阳明病，脉浮而紧者，必潮热，发作有时。但浮者，必盗汗出。

按:

1. 既以阳明病名之，当有阳明胃肠的见症，文中未言，盖省略之笔。

2. 脉浮而紧，乃寒束于表，内为阳明热盛。表束热郁，不能透达于外，日晡之时，卫阳入于阴，里热更盛，故尔其热如潮。但浮者，里热外淫，入夜阳入于阴，热更盛，蒸迫津液外泄为盗汗。

【第 202 条】阳明病，口燥，但欲漱水不欲咽者，此必衄。

按:

1. 此以阳明病名之者，乃阳明血证。

2. 口燥，但欲漱水不欲咽，仲景明确指出此乃瘀血的指征之一。如《金匮要略·惊悸吐衄下血胸满瘀血病脉证治》篇云："口燥，但欲漱水不欲咽……为有瘀血。""口干燥而渴，其脉反无热，此为阴伏，是瘀血也，当下之。"热入血分，煎烁阴血而血稠浊，其行泣，而为瘀血。渴者，津不上承。何以漱水不欲咽？热在气分，热伤津液而烦渴；热入营，反可蒸腾阴液上升，故不渴，或口燥不欲饮，漱水不欲咽。如《温病条辨·卷一》

第15条云："太阴温病，寸脉大，舌绛而干，法当渴，今反不渴者，热在营中也。"自注又云："邪热入营，蒸腾营气上升，故不渴。"

"必衄者"，热伤阳络而衄。

仲景虽对昏厥、生风、动血等三阴热证语焉不详，但已现端倪，温病补其未备。

【第203条】阳明病，本自汗出，医更重发汗，病已差，尚微烦不了了者，此必大便硬故也。以亡津液，胃中干燥，故令大便硬。当问其小便日几行，若本小便日三四行，今日再行，故知大便不久出，今为小便数少，以津液当还入胃中，故知不久必大便也。

按：

1. 此为阳明腑实证，以小便多少为指征，推测大便硬的程度，故以阳明病为名。

2. 所言阳明病，应指阳明本病。但阳明本病又有经热与腑热之别。此阳明病是经热还是腑热？应指阳明经热而言。若为阳明腑热，必当攻下热结方可，重发其汗，腑实不去，热亦不能除，何言"病已差"，必为阳明经热，重发其汗，汗出而里热得以外达，病乃差。

3. 用何法"重发其汗"？热盛者，用麻桂辛温之剂，将伤津助热，肯定不妥。然当以何法汗之？当以辛凉之剂汗之，如白虎汤，麻杏石甘汤，越婢汤，《温病条辨》之银翘散加知母、石膏，杨栗山《寒温条辨》之增损双解散等。

4. "本自汗出"与"更重发汗"，二汗有何不同？本自汗者，乃热迫津泄之邪汗；重发汗之汗，乃正汗。若重发汗之汗仍为

邪汗，病何以得愈？能使"病已差"之汗，必为正汗，故二汗
不同。

5. 既然病已差，何以"尚微烦不了了"呢？乃汗出津亦伤，
致胃中干燥，大肠失润而便干，浊热余邪未净而上扰，致便硬
微烦。

6. 尚余便硬微烦，当如何处措？或微下、或增液、或调养，
皆可。诸法以何标准进行选择？仲景提出测尿法，即"当问其
小便日几行"。

"若本小便日三四行，今日再行，故知大便不久出。"小便
日三四行者，乃津液旁渗；"今日再行"者，即小便两次，小便
次数有所减少，说明津液旁渗的程度较前减轻，胃肠得润，故
知大便不久出。

"今为小便数少"，数读 shù，意为小便次数少；若读 shuò
音，意为小便频数。以小便频数，乃热迫津液旁渗，推知津少
胃中干，大便故硬；小便次数减少，推知津液还归于胃，故知
不久必大便也。

【第204条】伤寒呕多，虽有阳明证，不可攻之。

按：

1. 此以伤寒为名，而不以阳明病为名，意为广义伤寒。伤
寒、中风、湿温、温病、热病皆有呕吐，故以伤寒为名冠之。

2. 本条论下禁，凡广义伤寒诸病，皆当遵此。

3. "虽有阳明病"，乃指阳明本病而言。然阳明本病又分阳
明经证与阳明腑证。呕本胃气上逆，邪有上越之势，当因势利
导，若下之则逆其势，致生变证。若阳明腑实，浊热上攻而呕
者，又当以攻下热结为务，不忌攻下。呕吐固多，然病机有别，

治法各异，当注意鉴别。

【第 205 条】阳明病，心下硬满者，不可攻之，攻之利遂不止者死，利止者愈。

按：

1. 此论阳明病之禁下，故以阳明病名之。

2. 阳明病，既有阳明本病之无形热盛，亦有阳明腑实之热结，亦有阳明病属虚证、寒证、湿证、饮证等，因而心下硬满亦可由多种原因形成，并非一概禁下。而且，本条中也指出了下后的两种转归，一是死，一是愈。下之致人死者，当然当禁；下之愈者，则不仅不禁，且应下、当下。

何者当下，何者禁下？"心下硬满"，病位偏上，且未言痛，乃邪结不甚，可清之、散之，如第 142 条太少并病之"时如结胸，心下痞硬者"，热入血室之"胸胁下满，如结胸状"，生姜泻心汤之"心下痞硬"，甘草泻心汤之"心下痞硬而满"，半夏泻心汤之"心下满而硬痛"等。正虚者，亦禁下，如脏结；太阳虚寒下之"膈下结硬"，皆禁下。若邪结已甚，则当下之，如结胸、悬饮、支饮、寒实结胸等，或攻其热结，或逐饮，或下其寒积等。下之得利，邪气去，故愈。若下之正虚邪陷而利不止者，则死。所以，"心下硬满者"，并非一概禁下，视其虚实而别之。

【第 206 条】阳明病，面合色赤，不可攻之，必发热，色黄者，小便不利也。

按：

1. 此言阳明病之禁下，故以阳明病为名冠之。

2.此以"面合色赤"为指征而禁下。何不言"面色赤",而加一"合"字,曰"面合色赤"呢?合即满面红,非局部之面红,如颧红、印堂红等。

合面而赤者,有多种病因。外感热郁于表者面色赤,如第48条之"二阳并病",面色缘缘正赤者,阳气怫郁在表。阳明热盛上熏于面而面赤;湿热郁遏者面赤面垢;虚热者,颧红艳。仅凭面赤否尚不足以判断可攻与否。

3."不可攻"当在本条之末为妥。以阳明病,发热面合色赤,乃阳明热盛,必小便利,屎定硬,乃可攻之。而本条虽面赤发热,然小便不利且色黄,乃湿热熏蒸,当清利湿热分消之,不可下。

【第207条】阳明病,不吐不下,心烦者,可与调胃承气汤。

按:

1.此以阳明病名之,当为阳明本病。

2.阳明病,不吐不下,乃热郁于中,上不得越,下不得泄,热扰而烦。若无形之热郁于中者,可择用栀子豉汤、泻心汤等;本条用调胃承气汤,则除心烦外,当尚有其他阳明腑实之征,方可用之。

【第208条】阳明病,脉迟,虽汗出不恶寒者,其身必重,短气,腹满而喘,有潮热者,此外欲解,可攻里也。手足濈然汗出者,此大便已硬也,大承气汤主之。若汗多,微发热恶寒者,外未解也,其热不潮,未可与承气汤。若腹大满不通者,可与小承气汤,微和胃气,勿令至大泄下。

按：

1. 此辨阳明病之可攻与不可攻，及大小承气汤的用法。此阳明本病，故以阳明病相称。

2. 阳明病，何以脉迟？迟本主寒，而阳明病为热结，脉当沉实，然热结阻滞气机，气血不能畅达而脉沉且迟。依其阻滞程度，尚可见沉细小涩，甚至厥，然其中必有一种奔冲激荡、不肯宁静之感，此乃热结而非寒。

3. 承气汤应用指征

（1）但热不寒者，此阳明病之外证。若发热恶寒尚在，则外未解也，未可攻之。此以恶寒否判断表证的有无。

（2）短气腹满而喘，此阳明腑实证的腹征，后世将其概括为痞满燥实坚。

（3）潮热，手足濈然汗出，此大便已硬的指征。

（4）"若腹大满不通者"，乃气滞甚，可与小承气汤，微和胃气。

【第209条】阳明病，潮热，大便微硬者，可与大承气汤，不硬者，不可与之。若不大便六七日，恐有燥屎，欲知之法，少与小承气汤，汤入腹中，转矢气者，此有燥屎也，乃可攻之。若不转矢气者，此但初头硬，后必溏，不可攻之，攻之必胀满不能食也。欲饮水者，与水则哕。其后发热者，必大便复硬而少也，以小承气汤和之。不转矢气者，慎不可攻也。

按：

1. 此论阳明病大小承气汤之使用指征，及下之不当之变证，故以阳明病名之。

2. 下法，为驱邪外出的一大法门，本条反复申明攻下法宜忌。

阳明热结而下之，其主要标准有三，即脉征、腹征、舌征。

（1）脉征：典型的脉沉实。若热结阻滞甚者，可见脉沉迟涩小厥，除厥者外，必有一种奔冲激荡、不肯宁静之感。

（2）腹征：典型的为痞满燥实坚。

（3）舌征：舌质红，甚者舌红绛而坚敛苍老。舌苔黄而干，甚者灰黑而干，起芒刺。

至于大便，可硬，亦可热结旁流。其热，当为潮热。其汗，当手足濈然汗出。小便当黄褐赤。这些都是次要指征。

3.本条对下法提出四辨

一辨大便：阳明病，潮热，大便微硬者，为热已成实，可攻之；若大便不硬，热未成实，不可攻之。

二辨转矢气：若不大便六七日，恐有燥屎，欲知之法，可予小承气汤，服后转矢气者，知有燥屎，可攻之。不转矢气者，初头硬，后必溏，乃脾胃虚寒，不可攻之。攻之，更伤脾胃之气而胀满不能食。

三辨饮水则哕：阳明虚寒，水饮内聚，拒饮而哕，故不可攻。

四辨再下之法：若阳明腑实，下后复热者，乃逐邪未尽而复聚，致复热便硬，可予小承气汤复下之。

【第210条】夫实则谵语，虚则郑声。郑声者，重语也。直视谵语，喘满者死，下利者亦死。

按：

1.此无冠名，乃接上条，言阳明病之虚实及预后。

2.谵语者，气壮声高，语无伦次，此阳明热盛，逼乱神明。郑声者，喃喃自语，声微气怯，言语重复，此正虚心无所倚。

"直视"，目不能眴，肝肾将绝。

喘满者，真气上脱；下利者，真气下夺，皆死。

【第211条】发汗多，若重发汗者，亡其阳，谵语，脉短者死，脉自和者不死。

按：

1. 此无冠名，乃接前条，言阳明病之预后。

2. 阳明病本当汗，重汗之，亡阳伤津。阴阳俱亏，神无所倚，甚则谵语，脉短者死。上条曰实则谵语，此条又曰亡阳而谵语，究竟谵语为实耶、虚也？谵语不论虚实，皆语无伦次，其虚实也，以脉断之。今脉短，气血不能满其部，正气已衰，故死。

【第212条】伤寒若吐若下后不解，不大便五六日，上至十余日，日晡所发潮热，不恶寒，独语如见鬼状，若剧者，发则不识人，循衣摸床，惕而不安，微喘直视，脉弦者生，涩者死，微者，但发热谵语者，大承气汤主之。若一服利，则止后服。

按：

1. 此以伤寒冠名，乃广义伤寒。

2. 但热不寒，此阳明病之特征。不大便，日晡潮热，此阳明腑实，屎已硬。谵语不识人，循衣摸床，惕而不安，皆神明失守；喘乃肺欲绝，直视乃肝绝，病已危笃。

病已危重，预后如何？脉弦者生，涩者死。弦应春，禀春生之气，生气尚存，故生；涩为阴脉，精血已竭，故死。若病较危笃者略轻，仅发热谵语，恶象未现，可予大承气下其热结。服后已利则热结已去，则止后服，不可过剂。

【第213条】阳明病，其人多汗，以津液外出，胃中燥，大便必硬，硬则谵语，小承气汤主之。若一服谵语止者，更莫复服。

按：

1. 以阳明病为名，乃阳明本病。

2. 阳明热盛蒸迫，津液外泄而多汗，汗多津伤而胃燥，大肠失濡而便硬，逼乱神明则谵语，以小承气下其热结，谵语止者，知热结已去，莫更服。

【第214条】阳明病，谵语，发潮热，脉滑而疾者，小承气汤主之。因与承气汤一升，腹中转气者，更服一升。若不转气者，勿更与之。明日又不大便，脉反微涩者，里虚也，为难治，不可更与承气汤也。

按：

1. 本条言阳明腑实轻证之脉证并治及预后，故以阳明病为名冠之。

2. 何以知此为阳明腑实轻者？以脉滑而疾也。热结甚，则气机阻滞亦甚，脉当见沉实，或沉迟涩小乃至厥。本条脉滑而疾，热虽重，然气机阻滞未甚，知此为阳明腑实之轻者，故予小承气汤，而不予大承气汤。

服后转气者，乃腑气已行，然硬屎未下，故更服一升。

脉反微涩者，里虚正气衰，不任再下，故难治。

【第215条】阳明病，谵语有潮热，反不能食者，胃中必有燥屎五六枚也，若能食者，但硬耳，宜大承气汤下之。

163

按：

1. 此辨阳明腑实大便燥结之轻重及治法，故以阳明病名之。

2. 阳明腑实，谵语潮热不能食，乃燥屎已成，此阳明腑实之重证，治当以大承气汤峻下之。若能食者，此胃中有热，屎虽硬，尚未成燥屎，正如第190条所云："阳明病，若能食，名中风"，风为阳邪，乃胃中热也。"但硬耳"，仅便硬，尚无痞满燥实坚之腹征。或为热结轻者，或为津伤肠燥者，增液汤、麻仁滋脾或导之可也。

"宜大承气汤下之"句，应于"胃中必有燥屎五六枚"之后，此倒装句也。

【第216条】阳明病，下血谵语者，此为热入血室。但头汗出者，刺期门，随其实而泻之，濈然汗出则愈。

按：

1. 此言阳明血证，故以阳明病相称。

2. 血室，当男女皆有，非特指胞宫。注家曰男子血室为精室，或曰回肠，或曰膀胱，说法不一。

下血，指便血，而尿血宫血亦不排除。阳明病下血者，乃阳明热盛入于血分，热伤阴络下流血。

温病之血分证，即热入血分，耗血动血，其出血广泛且重。《伤寒论》之三阴证，虽重在阳衰，然亦有热入血分之衄血、下血，已见血分证之端倪，而温病学更加深化、发展，补其未备。

"但头汗出者"，乃热郁不得外达，蒸迫于上而头汗，内窜血分而下血。

3. 刺期门者，疏肝泄热。但已然热入血分，仅刺期门恐难胜重任。"随其实而泻之"，是与刺期门并用的治法。随其实，乃阳明热实；"但头汗出"，知为郁热。刺期门解肝郁，宣泄气机；阳明热盛入血，当清阳明之热，佐以凉血，如化斑汤、清瘟败毒饮等。

辛开凉泻，郁热解，待阴阳升降出入正常，则阳加于阴，濈然正汗出乃愈。

【第 217 条】汗出谵语者，以有燥屎在胃中，此为风也。须下者，过经乃可下之。下之若早，语言必乱，以表虚里实故也。下之愈，宜大承气汤。

按：

1. 此无冠名，乃接上条阳明病而言。

2. "汗出而谵语者"，阳明热盛迫津外泄而汗出，浊热扰心而谵语。

"以有燥屎在胃中，此为风也"，此"风"，非六淫之风，而是指阳邪、热邪而言，此与"能食者为风、不能食者为寒"同义。

3. "须下者，过经乃可下之"，胃中燥屎故可下。"过经乃可下之"，是指太阳已传阳明，已成胃家实者，乃可下之。若表未解，胃中燥屎已成，当表里双解，如大柴胡汤、桂枝加大黄汤或后世之防风通圣散等。

4. "以表虚里实故也"，此表虚，非表之阳气虚，乃是表邪已解之意。若表阳虚而里实者，当表里兼顾，可仿附子泻心汤法，附子温卫固表，泻心法泻里热。

5. "下之若早"，何谓早？一是表证未除而下之，一是里未成实而下之，皆谓之早。何以知表证未除？恶寒未解者，为表证未除。何谓里未成实？脉浮，且腹无痞满燥实坚者，尚未可下。俗云温病下不厌早，伤寒下不厌迟，早者或表邪陷里，或下后伤正，故下之若早为误。

【第218条】伤寒四五日，脉沉而喘满，沉为在里。而反发其汗，津液越出，大便为难。表虚里实，久则谵语。

按：

1. 此以伤寒命名，当指广义伤寒而言。

2. "脉沉在里"，知邪已内陷，热上迫于肺而喘。其喘，或因阳明经热而喘，当清；或因腑实，浊热上迫而喘，当下。医者未予清下，反发其汗，津泄胃中干而便难，久成谵语。

3. 其"表虚里实"者，非卫阳虚，意指表证已除。里实且谵语，乃指阳明腑实。

【第219条】三阳合病，腹满身重，难以转侧，口不仁，面垢，谵语，遗尿。发汗则谵语，下之则额上生汗，手足逆冷。若自汗出者，白虎汤主之。

按：

1. 此以三阳合病名之，治用白虎汤，以方测证，知此三阳合病以阳明为重。

2. 本证之"腹满身重，难以转侧，口不仁，面垢，谵语遗尿"诸症，俨然为暑入阳明之证。暑为阳邪且耗气夹湿，气虚又兼暑湿阻遏，故见上症。汗之伤津助热，致谵语遗尿；下之伤阳，致阳浮而额上生汗；阳伤不能温煦而手足逆冷，皆非所治。

3. 若自汗出者，乃暑热盛，蒸迫津液而自汗，故予白虎汤。但仅据自汗，尚未可遽予白虎汤，当见脉洪且自汗，方可予白虎汤。

【第220条】二阳并病，太阳证罢，但发潮热，手足漐漐汗出，大便难而谵语者，下之则愈，宜大承气汤。

按：

1. 以二阳并病为名，指太阳阳明并病。

2. 太阳证已罢，则热传阳明，成阳明腑实，故见潮热、手足漐漐汗出、谵语便难等症，脉当沉实，乃可用大承气汤。

【第221条】阳明病，脉浮而紧，咽燥口苦，腹满而喘，发热汗出，不恶寒反恶热，身重。若发汗则躁，心愦愦反谵语，若加温针，必怵惕烦躁不得眠，若下之，则胃中空虚，客气动膈，心中懊𢙐。舌上苔者。栀子豉汤主之。

按：

1. 此论阳明病热郁胸膈之证治，故以阳明病为名冠之。

2. 何以脉浮紧？浮紧当为表寒之脉，但此证不恶寒反恶热，此乃阳明外证的特征，知表已解，此浮紧，非表寒所致。

何以浮紧？本条乃热郁胸膈，凡郁，皆气机不畅而郁。气郁，脉失舒缓而为紧。所以此紧非寒，乃气郁使然。

气机既郁，热不得外达，脉本不当浮，反以沉者为多见。若阳郁而伸，热淫于外，亦可脉浮。

3. "咽燥口苦，喘，发热汗出"，皆热盛使然；"腹满、身重"，乃气滞所致。表已解，尚误予汗法，则助热伤津，热更甚，逼乱神明，故躁、心愦愦反谵语。若误予温针则助热，神明失守而怵惕烦躁不得眠，以上见症，皆心神不宁之症，已见热入心包之端倪。胃未成实而误下之，则伐其胃气，胃气逆上而动膈，扰乱心神而懊𢙐。

栀子豉汤辛开苦降，辛以解郁，苦以降浊，清透胸膈之郁热。温病有"入营，犹可透热转气"之大法。如何透转，必"祛其壅塞，宣畅气机"，郁热方可透达。即使气机壅塞，逼热乍入营者，犹可逆流挽舟，透热转气，提取下陷营分之热邪，透转气分而解。栀子豉汤亦为透热转气之良方。

【第222条】 若渴欲饮水，口干舌燥者，白虎加人参汤主之。

按：

1. 此无冠名，乃接上条之阳明病而言。

2. "渴欲饮水，口干舌燥"，乃阳明经证热盛伤津之表现之一，脉当洪大，予白虎加人参汤清热益气生津。第221条亦口干舌燥，其脉浮紧，乃郁热，气机不畅，津液不布。同为口干舌燥，原因颇多，可分虚实两类，实者邪阻或津伤，津液不能上承；正虚者，阳虚不能气化，或阴亏津液不能濡润，其脉及兼症有别，当仔细分辨，不可只见渴饮、口舌干燥，即用白虎加人参汤。

【第223条】 若脉浮发热，渴欲饮水，小便不利者，猪苓汤主之。

按：

1. 此无冠名，乃接前条而言。

2. 此亦"渴欲饮水"，与第222条相似，然病机有别。第222条为阳明经热，而此条为水热互结而阴伤。

何以知有热？脉浮发热可知。何以知有水？渴且小便不利。何以知阴伤？虽脉浮发热、渴欲饮水、小便不利阴伤亦可见之，但仅据此，尚不足以诊为阴虚，当有尺细数或尺浮动，阴虚阳偏盛之脉，否则难以遽断。

3. 水饮何来？或为暑夹湿，相兼而袭；或素有水湿停蓄，与热相合。

阴虚何来？或热盛耗伤阴液，或素有阴虚，致水热相合而兼阴虚。

4. 此条示人以重要法则，即湿与燥可以并见。一般只知见湿利湿化湿，而将养阴化湿视为禁忌。吴鞠通《温病条辨》治湿温之禁忌曰："滋之病深不解。"因湿为阴邪，其性黏腻，易阻气机，再予阴柔之品养阴，则湿更难化，故病深不解。然水饮与湿，皆为邪水，"邪水盛一分，真水少一分"，湿与燥常相伴而现，故化湿与养阴相反以相成。知邪水与正水之间的关系，则知化湿与养阴并用之理，并行不悖。

在何种情况下，化湿须加养阴之品？可见于三种情况：

一是苔白厚而干，湿未化而津已伤，此时当化湿同时加养阴生津之品，如麦冬、石斛、天花粉等。

二是白苔绛底者，湿遏热伏，热已入营血，须加生地黄、玄参、麦冬等。

三是阴虚水肿，舌光绛，脉细数或尺动数，当养阴利水。

【第224条】阳明病，汗出多而渴者，不可与猪苓汤。以汗多胃中燥，猪苓汤复利其小便故也。

按：

1. 此论阳明病热盛津伤者禁用猪苓汤，故以阳明病名之。

2. 阳明病汗多而渴，乃阳明经证，热盛迫津而汗多，热盛伤津而渴。其病机在于热盛津伤，法当清热生津，若予猪苓汤利水，则津更伤且热愈炽，故禁。

3. 第 222 条之渴欲饮水，为阳明热盛津伤；第 223 条之渴欲饮水，乃水热互结而阴伤；本条之汗多而渴，乃阳明经热，故不可予猪苓汤利尿，用之则伤津助热，故禁。

【第 225 条】脉浮而迟，表热里寒，下利清谷者，四逆汤主之。

按：

1. 此无冠名，接上条之阳明病而言。

2. 四逆汤乃少阴本病之主方，何以亦以阳明病相称？

阳明病本证有二大证，一是阳明经热，一是阳明腑实。二者皆是阳明实热证，故以"胃家实"概括二者的性质与特征。而阳明虚寒者，其病位亦在阳明，故亦以阳明病相称，然此非阳明病之本证，乃阳明病之变证。列之，以与阳明本病相鉴别，一为实热，一为虚寒。

3. 何以知为虚寒？以脉浮而迟且下利清谷可知，迟主寒，此迟必沉取无力。浮，乃虚阳浮越于外而浮，此浮，必按之虚，此即以脉定证。

"下利清谷"，脾胃虚寒，不能消磨腐熟，致完谷不化。下利清水者，乃脾胃虚寒清浊不别，水走大肠，且肾阳亦惫，关门不利，故下利清谷。此种下利，并不臭秽，而是味腥，色清淡。重则洞泄不止，肛门失于约束而为洞，粪水外淫而分不清次数。此时必伴肢厥、蜷卧、萎靡等象，脉沉取必微细，此即"里寒"。

4. 何以表热？此热，非太阳表证而热，乃里虚寒，虚阳外浮使然，其脉浮，亦因虚阳外浮所致。此热，亦可体温高、颧红、烦躁、欲卧泥地、欲入井中，当引火归原。

【第226条】若胃中虚冷，不能食者，饮水则哕。

按：

1. 此无冠名，接上条而言。

2. 脾胃虚寒，不能受纳，故不欲食；运化失司，胃气逆，故饮水则哕。

【第227条】脉浮发热，口干鼻燥，能食者则衄。

按：

1. 此无冠名，乃接前条而言。

2. 阳明病有本证与变证之分，有实热与虚寒之别。

第225条有"脉浮、表热"，本条亦有"脉浮发热"，二者如何区分？第225条是"表热里寒，下利清谷"。此条之"脉浮发热"，伴"口干鼻燥，能食"。能食者为阳热，热盛则消谷善饥，故能食。里热盛而外淫，则身热脉浮，口干鼻燥。

本条"能食"，第226条为"不能食"，此亦为鉴别实热与虚寒的重要指征。热则杀谷而能食，虚寒则不能受纳、腐熟而不能食。

【第228条】阳明病，下之，其外有热，手足温，不结胸，心中懊恼，饥不能食，但头汗出者，栀子豉汤主之。

按：

1. 此言热郁胸膈者，为阳明热盛的一种类型，故以阳明病冠之。

2. 此阳明病，乃指阳明经热而言，若为阳明腑实，则当下之。阳明经热，乃是无形热盛，法当辛凉清透，如白虎汤。若阳明经热而误下之，热陷未与水结，故不结胸。热陷而郁，郁热位在胸膈，扰心则心中懊侬；热壅于胃则饥而不欲食；郁热上迫则头汗出；郁热外淫则身热，手足温。

3. 何以知为郁热？脉当沉而躁数，此乃郁热典型之脉象。凡郁，皆因气滞而郁，正如费伯雄所说："凡郁病必先气病，气得流通，何郁之有。"气郁，故脉沉；热郁于内，不肯宁静，故尔躁数。其轻者，脉沉而数；其重者，可见沉迟、细、涩、小等，然按之必有一种奔冲不肯宁静之感。

其病位在胸膈，脉当上部沉而躁数，此上以候上也。

【第229条】阳明病，发潮热，大便溏，小便自可，胸胁满不去者，与小柴胡汤。

按：

1. 此为少阳阳明合病。既为合病，当以少阳阳明合病为名冠之，何以独曰阳明病？概因邪乍入阳明，尚未成实，且少阳之邪未尽，此属阳明证之轻者，犹可以小柴胡汤逆流挽舟，提取下陷之热邪。如太阳阳明合病之自下利，以葛根汤主之；热入血室以小柴胡汤主之，皆有逆流挽舟之意。

2. 阳明病，发潮热，此阳明已然成实的指征，然大便溏，小便自可，知阳明之热尚未成实，故知此为阳明病之轻证。胸胁满不去者，乃少阳之邪已传阳明，然少阳之邪未尽，故胸胁满不去。

【第230条】阳明病，胁下硬满，不大便而呕，舌上白苔者，可与小柴胡汤。上焦得通，津液得下，胃气因和，身濈然汗出而解。

按：

1. 此为少阳阳明合病，然不以合病为名，独以阳明病冠之，何也？此为少阳之邪初入阳明，少阳之邪未尽，阳明腑实已萌，然虽不大便，未成燥屎，此阳明病之轻者，故以阳明病名之。

2. 胁下硬满而呕，此少阳之邪未尽；阳明腑实虽萌，然未言大便已硬，尚无腹之胀满痛；舌苔白者，尚未化热化燥，无腑实之舌征。邪初入，犹可逆流挽舟，提取下陷之热邪，故以小柴胡汤主之。

3. 肺居上焦，为水之上源，津液靠肺之宣发敷布。三焦属少阳，少阳郁结，枢机不利，肺失治节，水道不通，津液不行，大肠失润而不大便。予小柴胡汤，调畅枢机，通调三焦，津液得下，胃气因和，大便得解，且人身阴阳和而后汗，故身濈然汗出而解。

第229条与第230条，皆阳明病初始，为阳明病之轻者，且皆与小柴胡汤治之，病机虽同，而判断指征不同。第229条虽邪乍入阳明且已潮热，然大便尚溏，小便自可，腑未成实，知为阳明腑证之轻者。第230条为阳明腑证始萌，虽不大便，然屎未定成硬，且呕而苔白，未成燥热，故知为阳明证之轻者。二条均予小柴胡汤主之，皆寓逆流挽舟之意。

【第231条】阳明中风，脉弦浮大而短气，腹都满，胁下及心痛，久按之气不通，鼻干，不得汗，嗜卧，一身及目悉黄，小便难，有潮热，时时哕，耳前后肿。刺之小差。外不解，病过十日，脉续浮者，与小柴胡汤。

按：

1. 此少阳阳明并病，脉浮大为阳明，弦为少阳。不以并病为名，而以阳明中风冠之，何也？中风，乃指阳盛化热，正如第190条所云："阳明病，若能食，为中风；不能食，为中寒。"此之阳明中风，意为阳明热盛。脉浮而大，乃阳明热盛之脉，腹满、短气、按之不通、鼻干、不得汗、潮热，皆阳明腑证始萌之征。脉弦、胁下及心痛、嗜卧、身目黄、时时哕、耳前后肿、小便难，皆少阳郁结之邪未尽之象。然以阳明热盛为主，故以阳明中风名之。

2. 少阳郁结，气机不利，三焦不畅，水湿停蓄而身黄、小便难。少阳郁热循经而传于耳之前后，则耳前后肿，即痄腮。刺之不愈而续浮，邪未解也。因少阳之邪初入阳明，尚未成阳明腑实，犹可逆流挽舟，提取下陷之邪，故予小柴胡汤主之。

【第232条】脉但浮，无余证者，与麻黄汤；若不尿，腹满加哕者，不治。

按：

1. 此无冠名，乃接上条而言。第231条脉浮弦大，而本条仅有脉浮，无余证，且以麻黄汤主之，当为太阳伤寒证。

2. 脉但浮，此表也。无余证者，乃无少阳、阳明及三阴证，故予麻黄汤散其表寒。

仅据脉浮，尚不可遽予麻黄汤，必有寒热无汗、头身疼痛、脉紧而浮者，方可用麻黄汤。文中未言及者，乃仲景省略之笔。

3. 本条排列的意义

前几条，皆言阳明病之轻证，为什么突然插一条麻黄汤证？前几条皆予小柴胡汤，为什么笔锋一转，论不治之证呢？颇显唐突，实则不然，皆为鉴别而设。

为什么插入一条麻黄汤证？因前条脉弦浮大，乃三阳并病之脉；本条脉但浮，与麻黄汤，乃太阳表证，列之相互鉴别。

若阴证，化源已竭而不尿，胃气已败而为腹满且哕，其脉浮，绝非表证，乃阴盛格阳于外，与麻黄汤汗之必亡。脉虽浮，按之必虚。

【第233条】阳明病，自汗出，若发汗，小便自利者，此为津液内竭，虽硬不可攻下之，当须自欲大便，宜蜜煎导而通之。若土瓜根及大猪胆汁，皆可为导。

按：

1.此论津亏便秘的证治，为阳明之变证，以与阳明本证鉴别，故以阳明病为名冠之。

2.此虽便秘，似阳明证之便硬，然无阳明之腹征，而是因发汗、利小便致津伤，大肠失濡而便秘，故不可攻之，待津回，自欲大便方可。

阴虚便秘，有阴虚、血亏、津液亏、精血亏之别，皆属正虚便秘范畴，而津亏便秘属其中一种。这些阴亏便秘者，皆无腹部的痞满燥实坚的阳明腑实之特征，亦无潮热谵语等症，主症就是便秘。施以外导法，是一大创造，切实有效。

何以知为津亏便秘？脉当细数，舌干少津。

【第234条】阳明病，脉迟，汗出多，微恶寒者，表未解也，可发汗，宜桂枝汤。

按：

1.为何以阳明病名之？阳明本病，包括两类，一是阳明腑实证，一是阳明经证。而脾胃虚寒者，因其病位在阳明，《伤寒论》中亦以阳明病相称，但不属阳明本病，吾以阳明类证相称，意在与阳明本病相区分。

本条以阳明病相称，且云"表未解"，以桂枝汤治之，当属阳明虚寒，又兼表证。

2."脉迟"，阳明腑实者可脉迟，如第208条之"阳明病，脉迟……大承气汤主之。"本条亦云"阳明病，脉迟……宜桂枝汤。"脉皆迟，何以别之？阳明腑实之迟，因热结阻滞气机而脉迟，虽迟，必按之有力，且有一种奔冲不宁之感。阳明虚寒之迟，当沉取无力。

"汗多，微恶寒者"，白虎汤证可见之，脾胃虚寒可见之，太阳表虚者亦可见之。阳明经热者，脉洪大；阳明虚寒者，脉沉无力；里虚兼表者，脉浮弱，如第42条："太阳病，外证未解，脉浮弱者，当以汗解，宜桂枝汤。"

桂枝汤益胃气，调营卫，安中以攘外，故主治虚人外感。

【第235条】阳明病，脉浮，无汗而喘者，发汗则愈，宜麻黄汤。

按：

1.脉浮，无汗而喘，予麻黄汤发汗，此乃太阳表寒证。何以不称太阳病，而以阳明病为名冠之？此为太阳阳明，太阳之邪已传阳明，故以阳明病相称。表邪虽入阳明，然尚未成腑实，阳明腑实尚轻，而以太阳表寒为著，故以麻黄汤汗之，此与第229条、第230条之阳明病予小柴胡汤者意同，皆逆流挽舟之法。

第179条已明确指出，有正阳阳明、少阳阳明、太阳阳明。当太少二经之邪传入阳明，皆有一个传变过程，有的乍传，阳明病尚轻，而太少之邪未尽，此时犹可逆流挽舟，提取下陷之邪，故有虽以阳明病相冠，却不予白虎汤、承气汤，而予小柴胡汤、麻黄汤之法。

仲景谆谆告诫我们，慎用清下之法，必阳明热盛或阳明腑实，方可用清下二法。

【第236条】阳明病，发热汗出者，此为热越，不能发黄也；但头汗出，身无汗，剂颈而还，小便不利，渴引水浆者，此为瘀热在里，身必发黄，茵陈蒿汤主之。

按：

1. 此论阳明湿热发黄证，为阳明热盛兼湿者，故以阳明病冠之。

2. 热越，指热随汗出而泄越于外也。若湿热相合，则湿遏热炽，热蒸湿横，相互为疟，湿热交蒸而发黄。

何以知有湿遏？头汗出而身无汗，渴引而小便不利，此湿之征也。其他如胸痞、脉濡数、苔黄腻，亦为湿热常见之症。茵陈蒿汤清热利湿，为治阳黄之千古名方。

【第237条】阳明证，其人喜忘者，必有蓄血。所以然者，本有久瘀血，故令喜忘。屎虽硬，大便反易，其色必黑者，宜抵当汤下之。

按：

1. 此论阳明蓄血证，为阳明腑实兼瘀者，故以阳明证冠之。

2. 何以知有瘀血？仲景提出两条重要指征：一是喜忘，一是便硬反易，其色黑。

何以喜忘？瘀热互结，阻于络脉，出入废，则神机化灭，故尔喜忘，亦可为痴呆、昏迷、狂躁等，抵当汤破瘀泄热，力雄功卓。

王清任以活血化瘀法彪炳史册，然破瘀、逐瘀诸法尚未论及，当深入探讨仲景治瘀诸法，以光大仲景治瘀之学。

【第238条】阳明病，下之，心中懊憹而烦，胃中有燥屎者，可攻。腹微满，初头硬，后必溏，不可攻之。若有燥屎者，宜大承气汤。

按：

1. 此论阳明病可攻与不可攻的标准，故以阳明病为名冠之。

2. 可下的标准为有燥屎。仅心烦懊憹，尚不可攻，栀子豉汤证亦有此症。判断有无燥屎，当具三征，即脉征、腹征、舌征。

典型的脉征是沉实，甚者可沉、迟、细、小、涩乃至厥，然必有一种不肯宁静之感。

典型的腹征是痞满燥实坚，轻者可腹胀满疼痛拒按，便硬或热结旁流。

典型的舌征为舌老红，或深绛，苔黄干起刺，或黑而起刺，苍老坚敛。

仲景还提出，潮热、手足濈然汗出、小便利为阳明腑实的指征，皆可参。

若初硬后溏，此脾虚，非阳明热结，故不可下。

【第239条】病人不大便五六日，绕脐痛，烦躁，发作有时者，此有燥屎，故使不大便也。

按：

1. 此以病人名之，泛指外感内伤百病，皆有出现阳明腑实证之可能。

2. 本条再次申明判断燥屎是否已然形成的标准，即"不大便五六日，绕脐痛，发作有时，烦躁"。此阳明腑实之腹征。当然，临床还要察其脉征、舌征等，全面分析。

【第 240 条】病人烦热，汗出则解，又如疟状，日晡所发热者，属阳明也。脉实者，宜下之；脉浮虚者，宜发汗。下之与大承气汤，发汗宜桂枝汤。

按:

1. 此以病人为名冠之，亦泛指外感内伤百病。

2. 病人身热、心烦，阳明病可见，外感病亦可见。若脉实且潮热者，为阳明腑实，可下；若脉浮虚，此营卫不和，可汗。同一组症状，因脉之虚实不同，治则大相径庭，此即以脉定证。

【第 241 条】大下后，六七日不大便，烦不解，腹满痛者，此有燥屎也。所以然者，本有宿食故也。宜大承气汤。

按:

1. 本条无冠名，乃接上条而言。

2. 阳明腑实，下后邪气尽否，如何判断？仲景提出"六七日不大便，烦不解，腹满痛"，为邪未尽，仍有燥屎，可再下之。当然，亦要察其脉实否。因上条已言"脉实者，宜下之"，故此条未复言脉，以免重复冗赘。

【第 242 条】病人小便不利，大便乍难乍易，时有微热，喘冒不能卧者，有燥屎也。宜大承气汤。

按:

1. 此以病人为名，泛指外感内伤百病。

2. 仲景于本条中，再次提出对不典型的阳明腑实证的判断标准。

典型的大承气汤证，应具备脉征、舌征、腹征，且小便利、潮热、手足濈然汗出，是燥屎已成的标准。然本条热未潮，仅微热，小便不利；大便乍难乍易且未硬，亦未言手足濈然汗出否，大承气汤证的表现并不典型，何以用大承气汤下之？仲景的着眼点在于喘冒。何以喘冒？乃浊热上攻也。

喘冒的原因甚多，虚实寒热皆有，欲确定是阳明腑实而引起的喘冒，尚须具备脉征、舌征、腹征。至于小便利否、潮热否、手足汗否等，都不是判断的金指标。

燥屎内结，郁热在里，则上攻、下迫、内窜，上攻于肺则喘，上攻于心则谵语、神昏、眩冒；下迫则便硬或热结旁流，腹胀满疼痛或硬；内窜则昏厥、生风、动血等，临床表现繁多，然其病机则一，皆阳明热结所致，故治则治法亦同，皆予承气汤下其热结，釜底抽薪。

【第243条】食谷欲呕，属阳明也，吴茱萸汤主之。得汤反剧者，属上焦也。

按：

1. 呕乃胃气上逆所致，其病位在胃，故曰属阳明也。

阳明病本证为胃家实，属热、属实；本条亦曰阳明病，属虚、属寒，可称为阳明类证，意在相互比较、鉴别。

2. 以方测证，此食谷欲呕，当为胃虚寒所致，故以吴茱萸汤温胃散寒。若脾胃阳虚，寒邪直客阳明者，此方温而能散，亦主之。

3. 何以"得汤反剧者，属上焦也"？肺主治节，肺失宣降，则胃气不降，反逆于上，胃中之邪，不得假道于肺而宣散，故逆而上，得汤反剧。可取薛生白连苏饮法，加苏叶以宣通肺气。

【第244条】太阳病，寸缓关浮尺弱，其人发热汗出，复恶寒，不呕，但心下痞者，此以医下之也。如其不下者，病人不恶寒而渴者，此转属阳明也。小便数者，大便必硬，不更衣十日，无所苦也。渴欲饮水，少少与之，但以法救之。渴者，宜五苓散。

按：

1. 本篇为阳明篇，何以又冒出个太阳病？之所以用太阳病为名冠之，乃指其传变而言，初为太阳病，邪传阳明，此称太阳阳明。

2. 本条谈了太阳病误下及未经误下的两种转归。

（1）当病在太阳阶段时，寸缓关浮尺弱，何也？缓主风，寸缓为风客上焦；关浮者，胃气虚，气虚乃动而脉浮；尺主下焦，尺弱者，肾气虚也。从脉象分析，此太阳病当为太阳表虚，卫虚不固而发热汗出。

（2）若太阳病经误下后的变证

①下后变证之一：伤阳。复恶寒者，下后阳气伤而复恶寒也。"复"者，去而复来也。太阳病初犯当恶寒，然寒除但热，热传阳明，误下之，伤其阳气，故恶寒复至。

②下后变证之二：邪传少阳。若邪传少阳，当出现少阳病的见症，但不呕，知未传少阳。

③下后变证之三：成痞。太阳病误下伤脾，表邪内陷，升降失司而成痞，此为太阳坏证，乃医下之误。

（3）若太阳病未经误下，亦可出现多种变证

①变证之一：阳明经热。若不下者，恶寒罢，为太阳证已解；渴者，为热入阳明津伤而渴，渴者属阳明。若为阳明经证，可予白虎加人参汤主之。

②变证之二：阳明腑实。"小便数"，乃津液旁渗，"大便必硬"，燥屎已成，可予承气汤下之。

③变证之三：脾约。若太阳内传阳明，津伤而大肠失濡，致"不更衣十日，无所苦"。无所苦者，无阳明腑实之痞满燥实坚也。

④变证之四：膀胱蓄水。太阳病，可循经入腑，成膀胱蓄水证。其渴者，因膀胱蓄水，津液不布而渴，可予五苓散治之。

3."但以法救之"。太阳病，或下或未下，变证多端，治当随证而异，此为"观其脉证，知犯何逆，随证治之"的原则变通，示人以灵活辨治，不可墨守成规。

【第245条】阳脉微而汗出少者，为自和也；汗出多者，为太过。阳脉实，因发其汗，出多者，亦为太过。太过者，为阳绝于里，亡津液，大便因硬也。

按：

1.本条首言脉，无冠名，乃接上条之"太阳阳明"而言。

2.论脉：本条所论之脉，乃太阳阳明之脉。太阳表热传入阳明，见大汗出，脉洪大，此阳明经热。当阳明经证自和时，必热退、汗敛，其脉较洪大时亦微，这个微，不是微脉，而是脉由洪大而渐缓之意。若解成微脉，乃正已衰，何言自和。

"汗出多者，为太过"，此汗乃阳明热盛，迫津外泄之汗，汗多，热亢盛，故为太过。

"阳脉实"，指浮大洪数之脉。若因热盛而发汗多，亦为太过。汗出太过，或亡阳，或伤津，或邪陷入里。此脉实，知为邪盛，而非正衰。

"阳绝于里"，此绝，乃阳闭结于里。阳结津伤，故大便因硬。

【第246条】脉浮而芤，浮为阳，芤为阴。浮芤相搏，胃气生热，其阳则绝。

按：

1. 此无冠名，开首言脉，乃接太阳阳明证言之。

2. "浮芤脉"，浮为阳脉，热盛而浮。芤乃浮大中空，芤则为虚，或因虚寒而芤，或亡血失精而芤。本条之芤，因是阳明经热而芤，为热盛津伤。津伤则阳亢，致胃气生热，其热浮动致脉芤。

"其阳则绝"者，指胃热而言；胃气生热津液乃伤。

【第247条】趺阳脉浮而涩，浮则胃气强，涩则小便数。浮涩相抟，大便则硬，其脾为约，麻子仁丸主之。

按：

1. 此亦首论脉，无冠名，乃接前之太阳阳明论之。

2. "浮则胃气强"，乃胃热盛而浮，"涩则小便数"，津液亏而涩，热迫津下而小便数。浮涩相抟，胃热津亏则大便硬。

阳明腑实而便硬，其脉当沉实；此亦便硬，乃胃热津亏，其脉浮涩，乃虚实相兼者，故润下并施，予麻仁滋脾丸主之。

【第248条】太阳病三日，发汗不解，蒸蒸发热者，属胃也，调胃承气汤主之。

按：

1.此言太阳病，已由太阳传入阳明。邪已离太阳，故汗之热不解。

2.蒸蒸发热不解者，乃胃家实也，当予调胃承气汤，下其热结，腑气通，气机畅，自可濈然汗出而解，此即下法以退热者。

现在见发热，则称感染，动辄清热解毒抗感染，此坠入西医治热之巢穴，对号入座，实则八法皆可退热。

【第249条】伤寒吐后，腹胀满者，与调胃承气汤。

按：

1.此以伤寒冠名，乃广义伤寒。

2.以调胃承气汤所治之腹胀满，当为阳明腑实轻者，仲景未言腑实的其他脉舌症，乃省略之笔，至于是否吐后所致，不必拘泥，只不过是伤寒传为阳明证的引子而已。

【第250条】太阳病，若吐、若下、若发汗后，微烦，小便数，大便因硬者，与小承气汤，和之愈。

按：

1.此以太阳病为名冠之，亦言阳明病由太阳传变而来，即太阳阳明。

2.大便硬、微烦、小便数，且予小承气汤，此为阳明腑实无疑。至于是否经汗吐下，不必拘泥。

【第251条】得病二三日，脉弱，无太阳柴胡证，烦躁，心下硬，至四五日，虽能食，以小承气汤，少少与，微和之，令小安，至六日，与承气汤一升。若不大便六七日，小便少者，虽不受食，但初头硬，后必溏，未定成硬，攻之必溏。须小便利，屎定硬，乃可攻之，宜大承气汤。

按：

1. 此无冠名，乃接上条"太阳病"而言。

2. "得病"，是指初得病之时，为太阳病。太阳病已过二三日，已无太阳证，亦无少阳证，其病何在？症见烦躁，心下硬，乃已传阳明。

至四五日能食，乃里热也，此即第 190 条所云："阳明病，若能食，名中风。"以小承气汤，少少与之，泄其热，令小安。若延耽至六日，与承气汤一升。此承气汤，未明言是大小或调胃承气，意在视具体情况而定。

3. "若不大便六七日，小便少者，虽不受食，但初头硬，后必溏，未定成硬，攻之必溏。"

已不大便六七日，且初头硬，是否燥屎已成而可攻呢？此初硬后溏，且未言脉征、腹征、舌征，尚不可遽予攻之。

"虽不受食"；乃阳明燥屎形成与否的一个判断指征。第 215 条："阳明病，谵语，有潮热，反不能食者，胃中必有燥屎五六枚也；若能食者，但硬耳。"不能食，且小便利，为燥屎已成；若能食，且小便不利，为屎初头硬，后必溏，尚未成燥屎，乃脾虚也，不可攻，攻之必溏。

4. "脉弱"。弱本正虚之脉，断不可攻。何以本条脉弱尚攻之？此弱，非弱脉，乃是较初得病时太阳病之脉弱而已，因邪已陷里，故浮取为弱。

【第252条】伤寒六七日，目中不了了，睛不和，无表里证，大便难，身微热者，此为实也，急下之，宜大承气汤。

按：

1. 以伤寒冠名，乃广义伤寒。何以不用阳明病冠名？因伤寒有五，不论伤寒、中风、温病、热病，还是湿温化热化燥入于阳明，皆可成阳明病，这就指明了阳明病涵盖的范围，故以伤寒名之。

2. 经云："五脏六腑之精气，皆上注于目而为之睛。"今阳明腑实，浊热亢盛，耗伤阴精，阴精不得上华于目而"目中不了了，睛不和"，视物不清，目无神光。

"无表里证"者，阳明热结即为里证，何言无表里证？这个"无表里证"者，是针对"目中不了了，睛不和"而言，其他表里证并不突出。治当急下存阴，予大承气汤急下之。

【第253条】阳明病，发热汗多者，急下之，宜大承气汤。

按：

1. 此以"阳明病"冠之，且予大承气汤急下之，乃阳明腑实证。

2. 阳明病见"发热汗多者"，阳明经证有之，阳明腑实亦有之，皆为热迫津泄而大汗。

何以区分是阳明经热大汗，还是阳明腑证大汗？经证者，可大热、大汗、大烦渴、脉洪大，其中脉洪大是主要指征。洪脉当浮大，热有外达之势，治当因势利导，以辛甘寒之重剂白虎汤达热出表。阳明腑实者有舌征、脉征、腹征，其中脉沉实为主要指征，缘于热与糟粕相结，阻滞气机，气血不能畅达以充盈鼓荡于脉，故尔脉沉实。

3. 汗多何以须急下？汗为津液所化，为五液之一，且汗血同源。大汗可伤阳亦可伤阴，故急下以存阴，釜底抽薪。

【第 254 条】 发汗不解，腹满痛者，急下之，宜大承气汤。

按：

1. 此无冠名，乃接上条而言。

2. 开首即言"发汗不解"，是何用意？意指本为太阳病，发汗不解，邪传阳明，成为太阳阳明。

3. 本条突出的症状是"腹满痛"，此因燥屎闭结所致，故予大承气汤急下之。

4. 三急下证，皆因阳明腑实而证情急迫所致。虽皆予大承气汤下之，但症状侧重不同，一为目睛不和，一为大汗，一为腹痛，皆因燥热攻迫所致。燥热在里，不得外达，必上攻、下迫、内窜，高热、头痛、喘急、谵语昏狂、痉厥、动血等症皆可出现，只要舌征、腹征、脉征备者，皆可仿三急下法，逐其热结，急下存阴。

【第 255 条】 腹满不减，减不足言，当下之，宜大承气汤。

按：

1. 此无冠名，乃接前条。

2. 此以腹满为主症，予大承气汤下之，关于使用大承气汤的其他见症并未言及，意在省略之笔，当前后互参，非一见腹满即下之。

【第 256 条】 阳明少阳合病，必下利，其脉不负者，为顺也；负者，失也，互相克贼，名为负也。脉滑而数者，有宿食也，当下之，宜大承气汤。

按：

1.以阳明少阳合病名之，昭示疾病的传变关系。阳明胃，与脾相表里，属土；少阳胆，与肝相表里，属木。二经合病，相互克贼而下利。

2.本条以脉判断阳明少阳合病下利顺逆。"负者，失也"，即虚也。"其脉不负者"，指阳明脉强而不虚，示胃气强，不为木之克伐所伤，此为顺，预后佳。若胃气虚，其脉负者，为木克土，从所不胜来者为贼邪，为逆。

阳明脉滑而数者，此宿食与热结胃肠，当下之，宜大承气汤。

3.《伤寒论》合病下利共三条

（1）第32条："太阳与阳明合病者，必自下利。葛根汤主之。"以表邪为重，用葛根汤解表，逆流挽舟。

（2）第172条："太阳与少阳合病，自下利者，与黄芩汤。"此以少阳为重，胆火内迫胃肠而下利，以黄芩汤清热和里。

（3）本条为阳明少阳合病而下利，重在阳明之里，宿食燥热相结，主以大承气汤泄其热结。

三者虽皆为合病下利，但病机与治疗均不同。主以葛根汤者，脉当浮紧；主以黄芩汤清胆热者，脉当弦数；主以大承气汤泄其热结者，脉当沉实。并非"下利不利小便，非其治也。"

【第257条】病人无表里证，发热七八日，虽脉浮数者，可下之。假令已下，脉数不解，合热则消谷善饥，至六七日不大便者，有瘀血，宜抵当汤。

按：

1. 此以"病人"为名冠之，乃包括外感内伤百病，凡见阳明腑实者，皆可下之，凡见阳明蓄血者，皆可逐瘀。

2. "可下之"，当指阳明腑实而言，以承气汤下之。

可是本条中，仲景所给出可下的指征，只有"发热七八日，脉浮数"，其他症状无，仅凭这两点是不足以断为阳明腑实的，当前后互参方可。

3. "无表里证"何意？既言可下，必有里证。"无表里证"者，当解为只有阳明腑实，无其他经病。若仅从字面来解，则既无表证，又无里证，那不是健康人吗？健康人，何须猛剂攻下？

4. "有瘀血，宜抵当汤"。仲景本条所给出的抵当汤证的症状，只有"脉数不解、消谷善饥、不大便"三点。仅凭这三点，是不可能遽予抵当汤的，当前后互参，方可断之。

5. "虽脉浮数者，可下之"。余提出判断阳明腑实须具脉征、腹征、舌征，脉当沉实。可是本条提出脉浮数者可下之，岂不相悖？非也。

诊脉当分浮中沉三部，本条之"浮数"，仅是浮取之脉，而未言沉取。若沉取，此脉必沉实数，故可下之。

为什么又言脉浮数呢？此浮数非表证之脉，因仲景已明言无表证，那么，为什么脉浮数呢？乃阳明之热外淫肌表。

诊脉之法，以沉为本，以沉为根。虽浮数，然沉取数实者，则当以沉候为据，故可下之。

6. 下之脉数不解，乃热不除也。若热与糟粕相结者，下之热当解。若热不解者，则热未与糟粕相结，乃与血相结。何以知与血相结？当参抵当汤诸条。

【第258条】若脉数不解，而下不止，必协热便脓血也。

按：

1. 此无冠名，乃接前条而言。

2. 虽已下之，脉数不解，热未除，热迫胃肠而下利，腐败气血而便脓血，可予白头翁汤治之。

阳明热盛，有气分血分之分。热在气分者，有经热腑实之别。热在血分者，有瘀热与耗伤动血之异。如第237条之抵当汤证，为热与血结，本条为热腐气血而便脓血。

【第259条】伤寒发汗已，身目为黄。所以然者，以寒湿在里不解故也。以为不可下也，于寒湿中求之。

按：

1. 此以伤寒为名冠之，当为广义伤寒，乃寒湿之阴邪所伤。

2. 伤寒，有寒化热化两途，热化者，邪热燔灼，伤阴化燥。寒化者，伤阳伤气，阴霾蔽空。

本条寒湿发黄，乃阴黄也，可酌予茵陈五苓散、茵陈术附汤等。

3. 本条非阳明本病，然病位亦涉阳明，故列举之，以与阳黄相鉴别。

【第260条】伤寒七八日，身黄如橘子色，小便不利，腹微满者，茵陈蒿汤主之。

按：

1. 以伤寒冠名，亦指广义伤寒。

2. 身黄如橘色，乃湿热交蒸而黄，属阳黄。湿热蕴结而腹满、小便不利。当与第236条、第199条、第200条互参。

【第261条】伤寒身黄发热，栀子柏皮汤主之。

按：

1.以伤寒名之，乃指广义伤寒而言。

2.广义伤寒，皆有出现发黄之可能。湿热交蒸为发黄常见之因，然热盛败血、瘀血、寒湿、正虚等，皆可成黄，如第125条抵当汤证之发黄，乃瘀热而黄；第6条之"微发黄色"；第111条之"两阳相熏灼，其身发黄"乃热盛败血而黄；《金匮要略》肾虚女劳疸，燥瘀之猪膏发煎，虚劳之小建中汤，皆因虚而黄。

本条之栀子柏皮汤，此为阳黄，乃湿热交蒸，而以热盛为主者。以方测证，栀子柏皮皆苦寒之品，寒能清热，苦能燥湿。栀子质轻，清泄三焦之热，又有宣透通利三焦水道之功；黄柏清下焦湿热；甘草和中。三药相合，共奏清热祛湿退黄之功。

【第262条】伤寒瘀热在里，身必黄，麻黄连轺赤小豆汤主之。

按：

1.以伤寒为名冠之，乃广义伤寒，凡瘀热在里者，皆可成黄。

2.本证为表不解，而瘀热在里。表不解，热不得外泄，热与湿合，蕴而发黄。瘀热在里，言其病机；身必发黄，言其临床主症。他症虽略，然据其病机可推断表不解当有恶寒发热、头身痛等；湿热蕴蒸于里而发黄，尚可见胸痞、心烦懊憹、小便不利等。有表当散，湿热当清利，麻黄连轺赤小豆汤解表清利湿热，表里双解。

阳明篇总结

阳明篇第 179～262 条，共 83 条。

【概述】

阳明病，为外感病之热极阶段，其位在阳明胃肠。因肺与大肠相表里，脾与胃相表里，故病变亦涉肺脾。

阳明病，可分阳明本病与阳明类证两大类。

（一）阳明本病

阳明本病分阳明腑实与无形热盛两大类。所谓本病，指胃家实者，具有里、热、实的特点。

1. 阳明腑实

（1）热与糟粕相搏结的承气汤证；

（2）脾约证；

（3）热与血结的抵当汤证；

（4）热与水结的猪苓汤证；

（5）湿热相合的阳黄证。

2. 无形热盛

（1）阳明经热之白虎汤证；

（2）郁热的栀子豉汤、黄芩汤证。

（二）阳明类证

所谓类证，是指病位在阳明，但性质与阳明本病有别，具有里、虚、寒的特点。言类证，意在与本证相鉴别。

阳明类证包括脾胃虚寒的吴茱萸汤证和寒湿相合的阴黄证。

【各论】

（一）阳明本病

1. 阳明病总纲及临床特点

第 180 条：阳明提纲证为"胃家实"。

第 181 条："不更衣，内实大便难者，此名阳明也。"

第 182 条，阳明外证："身热汗自出，不恶寒，反恶热也。"

第 185 条："呕不能食，而反汗出濈濈然也。"

第 208 条："手足濈然汗出者，此大便已硬也。"

第 187 条："伤寒至七八日，大便硬者，为阳明病也。"

第 188 条："伤寒转系阳明者，其人濈然微汗出也。"

第 240 条："日晡所发热者，属阳明也。"

第 251 条："须小便利，屎定硬。"

第 186 条："阳明脉大。"

综上诸条，阳明病特点：

胃家实；

但热不寒，热不为汗衰；

内实，大便难；

濈然汗出；

小便利，屎定硬；

潮热；

脉大、沉实、迟。

2. 阳明病来源及病机

第 179 条：有太阳阳明，有正阳阳明，有少阳阳明。

第 181 条：汗、下、利小便，此亡津液，胃中干燥，因转属阳明。

第184条：阳明居中，主土也，万物所归，无所复传。

第185条：太阳病，汗先出不彻，因转属阳明也。

3. 阳明腑实证

（1）大承气汤证

第208条：脉迟，身重，腹满而喘，手足濈然汗出。

第209条：潮热，大便硬。

第212条：但发热，谵语者。

第215条：谵语，潮热。

第217条：绕脐痛，烦躁，此有燥屎。

第220条：潮热，手足濈然汗出，大便难而谵语。

第238条：心中懊侬，烦，有燥屎。

第239条：绕脐痛，烦躁，必有燥屎。

第240条：脉实，日晡所发热。

第241条：烦，腹满痛，有燥屎。

第242条：喘冒，不能卧，有燥屎也。

第251条：须小便利，屎定硬，乃可攻之。

第252条：目不了了，睛不和。

第253条：发热汗多，热不为汗衰。

第254条：腹满痛。

第255条：腹满不减，减不足言。

第256条：脉滑而数，有宿食也。

综上诸条，阳明腑实的特点：

胃家实；

但热不寒，不为汗衰，潮热；

内实，大便难；

濈然汗出；

小便利，屎定硬；

脉滑数、实、迟。

后世医家将阳明腑实概括为"痞满燥实坚"。

吾提出三征：

舌征：舌红、深红、干、敛，苔黄、灰、黑、干、起芒刺。

脉征：沉实、沉迟、涩、小、厥，按之必有躁扰不宁之感。

腹征：胀满疼痛、拒按。

不重于热、小便、燥屎、潮热。其热可高可不高，甚至通体皆厥。其便可硬，可热结旁流。其汗可汗出濈濈，亦可灼热无汗。这些，是重要指标，但不是金指标。

烦躁、谵语、不识人、循衣摸床、目睛不了了等，是热扰神明的不同程度表现。

（2）小承气汤

第 208 条：腹大满不通者。

第 209 条：测燥屎法。

第 213 条：汗多、便硬、谵语。

第 214 条：谵语、潮热、脉滑而疾。

第 250 条：微烦、小便数、大便因硬。

第 251 条：脉弱、烦躁、心下硬。

综上所述各条，小承气汤应用指标：

程度轻，以腹胀为主；

热结未甚，脉可见滑而疾，亦可沉实。

（3）调胃承气汤

第 207 条：阳明病，不吐不下，心烦者。

第 248 条：发汗不解，蒸蒸发热者，属胃也。

第 249 条：伤寒吐后，腹胀满者。

按：上述诸条，调胃承气汤乃治热结、气滞较轻，而以燥结为主者。

（4）脾约

第233条：阳明病，自汗出，若发汗，小便自利者，此为津液内竭，虽硬不可攻下之，当须自欲大便，宜蜜煎导而通之。

第245条：汗多，亡津液，大便因硬也。

第246条：脉浮而芤，胃气生热，其阳则绝。

第247条：浮涩相抟，大便则硬，其脾为约，麻子仁丸主之。

此皆津亏便结者，不宜攻，可用导法。阴亏又有便结者，可用麻子仁丸，或温病之增液承气汤。

4. 阳明热证

第219条：三阳合病，腹满身重，难以转侧，口不仁，面垢，谵语遗尿，自汗出者，白虎汤主之。

此三阳合病，以阳明热盛为主，证似中暑，以白虎汤主之。

第222条：若渴欲饮水，口干舌燥者，白虎加人参汤主之。

阳明经热，后世医家概括为"四大"：大热、大汗、大烦渴、脉洪大，四者之中，以脉洪大为主要指征。

第258条：脉数不解，协热便脓血也。

5. 郁热

第197条：阳明病，反无汗，而小便利、呕、咳、头痛、厥。

第198条：阳明病，头眩不恶寒，能食而咳，咽痛。

第221条：脉浮而紧，咽燥口苦，腹满而喘，发热汗出，不恶寒反恶热，身重。

第 228 条：外有热，手足温，不结胸，心中懊恼，饥不能食，但头汗出者，栀子豉汤主之。

郁热的特征为脉沉躁数，外寒内热。

6. 湿热

第 187 条：太阴湿热发黄，脉浮而缓。

第 199 条：无汗，小便不利，心中懊恼者，身必发黄。

第 200 条：阳明病被火，额上微汗出，小便不利，必发黄——热重于湿。

第 231 条：三阳合病，胆经湿热，胁下及心痛，一身及目悉黄，小便难，有潮热，时时哕，耳前后肿。

第 260 条：茵陈蒿汤证——湿热。

第 261 条：栀子柏皮汤证——热重于湿。

第 262 条：麻黄连轺赤小豆汤——寒束湿热在里。

7. 热与水结

第 223 条：若脉浮发热，渴欲饮水，小便不利者，猪苓汤主之。

第 224 条：猪苓汤禁：阳明病，汗出多而渴者，不可与猪苓汤。以汗多胃中燥，猪苓汤复利其小便故也。

第 244 条：五苓散证。

8. 阳明血证

第 202 条：阳明病衄血。

第 216 条：下血谵语，热入血室。

第 227 条：脉浮发热，口干鼻燥，能食者衄。

第 237 条：其人喜忘，必有蓄血，屎虽硬，大便反易，其色必黑。

第 257 条：脉数不解，合热消谷善饥，不大便者，有瘀血，宜抵当汤。

（二）阳明类证

病位在脾胃，故以阳明病相称；然性质为里、虚、寒，与阳明本证有别，故称类证。

1. 脾胃虚寒

第 190 条：阳明寒热，以能食不能食鉴别之。

第 191 条：阳明病，若中寒者，不能食，小便不利，手足濈然汗出，大便初硬后溏，以胃中冷，水谷不别故也。

第 192 条：狂汗——正虚不能祛邪，正复而与邪争，狂汗乃解。

第 194 条：阳明病，不能食，攻其热必哕，胃中虚冷故也。

第 195 条：阳明病脉迟，食难用饱，饱则微烦头眩，必小便难，此欲作谷疸，下之腹满如故——寒湿谷疸，阴黄。

第 196 条：阳明病，法多汗，反无汗，其身如虫行皮中状者，此以久虚故也——虚痒无汗，肌肤失养，血燥生风。

第 197 条：阳明虚寒，无汗，呕咳，手足厥，头痛。

第 191～197 条：论阳明虚、寒、湿，意在与阳明之热实燥相鉴别。

第 225 条：脉浮而迟，表热里寒，下利清谷者，四逆汤主之。

第 226 条：若胃中虚冷，不能食者，饮水则哕。

第 243 条：食谷欲呕，属阳明也，吴茱萸汤主之。

第 259 条：寒湿发黄。

2. 阳明病的鉴别

第 189 条：三阳合病：阳明中风，口苦咽干，腹满微喘，发热恶寒，脉浮而紧，若下之则腹满小便难也。三阳以太少为主、阳明为次，不可下。

第190条：以能食否鉴别寒热。

第229～231条：与小柴胡证鉴别。

第229条：阳明病，潮热，便溏，小便自可，胸胁满不去者，与小柴胡汤。此少阳阳明合病，以少阳为主。

第230条：阳明病，胁下硬满，不大便而呕，舌上白苔者，可与小柴胡汤。此少阳阳明合病，少阳为主。

第231条：三阳合病，脉弦浮大，短气腹满，胁下及心痛，一身及目悉黄，小便难，有潮热，时时哕，耳前后肿。三阳合病，以少阳湿热为主，予小柴胡汤。

第232条：脉但浮，无余证，与麻黄汤。

第234条：阳明病脉迟，汗出多，微恶寒者，表未解也，可发汗，宜桂枝汤。

第235条：阳明病，脉浮，无汗而喘者，发汗则愈，宜麻黄汤。

（三）禁下

第204条：伤寒呕多，虽有阳明证，不可攻之。

第205条：阳明病，心下硬满者，不可攻之，攻之利遂不止者死，利止者愈。

第206条：阳明病，面合赤色，不可攻之。必发热，色黄者，小便不利也。

第251条：初头硬，后必溏，未定成硬，攻之必溏。

（四）阳明病预后

第183条：病得之一日，恶寒将自罢，即汗出而恶热也。

第201条：阳明病，脉浮而紧者，必潮热，发作有时，但浮者，必盗汗出。

第 203 条：欲愈。以小便次数多少，判断津液恢复程度，推断大便情况。此测尿法。

第 210 条：直视谵语，喘满者死，下利者亦死。

第 211 条：发汗多，若重发汗者，亡其阳，谵语，脉短者死，脉自和者不死。

第 212 条：不大便上至十日，潮热不恶寒，独语如见鬼状，发则不识人，循衣摸床，惕而不安，微喘直视，脉弦者生，涩者死。

第 214 条：不大便，脉反微涩者。

第 218 条：伤寒四五日，脉沉而喘满，沉为在里。而反发其汗，津液越出，大便为难，表虚里实，久则谵语。

第五章　少阳病冠名法求索

【概述】

少阳者，小阳也。

三阳病，以热盛为主，三阴病，以阴盛为主。太阳当阳盛，阳明为阳极，少阳为阳始衰，进而为三阴。

少阳之枢，乃阴阳出入之枢，出则三阳，入则三阴。少阳居于阴阳交界之处，其性质是半阴半阳，半虚半实。所谓半表半里，皆以病位解，曰少阳居太阳与阳明之间，非也。表为阳，里为阴，半表半里，即半阴半阳。是病性，而不是病位。

少阳含胆与三焦，与足厥阴肝、手厥阴心包相表里，故病多相关，传变多端。

胆主升发疏泄，三焦为原气之别使，主通行元气；又为水道，气化之总司。

少阳性质为半阴半阳、半虚半实，非汗吐下所宜，治当和解。何谓和？和其阴阳也。半虚，当扶其正；半实，当祛其邪。所以少阳病之主方小柴胡汤，实为扶正祛邪，调和阴阳之方。

少阳病，出则三阳，入则三阴，传变多，且或然证繁，何以仅区区十条？因为六经病传变，详于太阳病篇，而他篇略之。少阳之传变，已详于太阳篇中，于少阳篇不再赘述，故尔少阳篇少，当前后互参可也。

【各论】

【第263条】少阳之为病，口苦、咽干、目眩也。

按：

1. 此以少阳病为名冠之，乃少阳病之提纲证也。

2. 关于少阳病的性质，于第97条中已明确指出："血弱气尽，腠理开，邪气因入，与正气相搏，结于胁下。"

"血弱气尽"，是少阳病半阴、半虚的一面；"邪气因入"，是其半阳、半实的一面，故称少阳病是半虚半实、半阴半阳证。"结于胁下"，是指病位而言，胁下是少阳胆之分野，故称少阳病。虽少阳病为半阴半阳、半虚半实证，然毕竟少阳乃阳经之枢，故仍以阳盛为重，正虚次之。

3. 何以见"口苦、咽干、目眩"？皆胆经郁热上攻所致。

4. 既将此三症列为少阳病的提纲证，是否凡少阳病皆备呢？非也，只能说多具，非必见，还不能将此三症作为少阳病的金指标。须与第96条之四症及他条合看，且脉见弦数而减者，方可确诊。

【第264条】少阳中风，两耳无所闻，目赤，胸中满而烦者，不可吐下，吐下则悸而惊。

按：

1. 以少阳中风为名，何意？风为阳邪，风袭少阳，引发少阳热证。

2. 邪袭少阳，风火相扇，上窜清窍，则目赤、耳无所闻；扰于胸而心烦胸满。此少阳热证，脉当弦数，治当清透少阳郁火。

3. 何以"不可吐下，吐下则惊而悸"？因少阳本质有半虚、半阴的一面。若不顾其虚，误予吐下则伤正，致心虚则悸，胆虚则惊。

【第265条】伤寒，脉弦细，头痛发热者，属少阳。少阳不可发汗，发汗则谵语，此属胃。胃和则愈，胃不和，烦而悸。

按：

1. 此以伤寒为名冠之，乃指广义伤寒。

2. "脉弦细"，弦为阳中之阴脉，春乃阳乍升始萌，阴寒虽退而未尽，乃阳中有阴，故春脉弦。少阳应春，少阳者小阳也，阳始萌而未盛，其脉为弦，弦主少阳。何以脉细？少阳病血弱气尽，故尔脉细。若临床见脉弦细，且头痛发热者，乃邪犯少阳，治当和解少阳。若误为表证而汗之，则伤津，胃中燥，邪传阳明，则烦而悸，和其胃则愈。

3. 少阳病之热型：典型的三阳病，热型各不同。太阳病为发热恶寒，寒热并作；少阳病为寒热往来；阳明病为但热不寒。喻嘉言称少阳病可见往来寒热外，亦可见发热、潮热，本条之"发热"，乃少阳病热型之一。何以三种热型皆可见？当与少阳传变有关。少阳病并非静止的，也是在不断运动变化，若渐传阳明者，亦可出现发热、潮热。

4. 少阳禁汗，亦因少阳病半虚半实的性质所决定。汗之伤津，胃热上扰而烦悸。

【第266条】本太阳病，不解，转入少阳者，胁下硬满，干呕不能食，往来寒热，尚未吐下，脉沉紧者，与小柴胡汤。

按：

1. 此太阳病转入少阳，故以少阳病相称。

2. 太阳病转入少阳，是外感病的传变，它也有个过程，或邪乍传少阳，仍以太阳为重；或太少并重；或已入少阳，太阳已解。本条已见"胁下硬满，干呕不能食，往来寒热"，当属邪已入少阳，少阳病已成。

3. 何以脉沉紧？沉紧之脉，表寒可见，里寒亦可见。少阳病已成，脉当弦，弦乃少阳之脉。但紧与弦乃相类脉，皆为温煦不及而有蜷缩绌急之象，故此条之紧径可视为弦脉。

少阳证已备，故予小柴胡，疏解少阳。

【第 267 条】若已吐下、发汗、温针，谵语，柴胡证罢，此为坏病，知犯何逆，以法治之。

按：

1. 此无冠名，乃接上条之少阳病而言。

2. 少阳病，禁汗吐下，又予温针，屡屡误治，致成坏病，或传三阳，或传三阴。已成坏病，当观其脉证，知犯何逆，随证治之。

【第 268 条】三阳合病，脉浮大，上关上，但欲眠睡，目合则汗。

按：

1. 此以三阳合病名之，必邪气盛者，致三阳皆病。

2. 脉浮大，浮与大皆阳脉，乃洪脉也，为白虎汤主脉，此阳明热盛为主。"上关上"者，热盛而升浮。"目合则汗"者，乃目合则阳入于阴，阳更盛，迫津而汗。本条与第 219 条类似，亦可予白虎汤主之。

【第269条】伤寒六七日，无大热，其人躁烦者，此为阳去入阴也。

按：

1. 此以伤寒名之，乃指广义伤寒而言。

2. 伤寒六七日，乃传经已尽，若邪已退，可无大热，当正未复，欲安舒静卧，以养正气来复。但并不安舒静卧，反是躁烦，知病未愈。何病？阴盛可躁烦，阳亢者亦可躁烦。阴证耶？阳证耶？仅凭"无大热，躁烦"尚难遽断，当审其脉。阳脉者，热盛而躁烦；阴脉者，阳衰而躁烦。本条已言"阳去入阴"，则此躁烦当见阴脉，乃阴盛所致。

【第270条】伤寒三日，三阳为尽，三阴当受邪，其人反能食而不呕，此为三阴不受邪也。

按：

1. 此以伤寒命名，意指广义伤寒。

2. 伤寒按经传变，三日三阳经尽，四日当传三阴。太阴为三阴之屏蔽，土旺则三阴拒不受邪。病人"反能食而不呕"，知其土旺，故"三阴不受邪"。这是判断病变是否传三阴的标准。

【第271条】伤寒三日，少阳脉小者，欲已也。

按：

1. 以伤寒命名，意指广义伤寒。

2. "伤寒三日，少阳脉小者"，乃邪退正气未复，故脉小。须病后调养，以恢复正气。

若邪未退而脉已小，示邪进正气衰，应见呕而不欲食，或畏寒肢冷等象，则并非欲已，乃病传阴经也。

【第272条】少阳病欲解时，从寅至辰上。

按：

1. 此乃少阳病欲解之时，故以少阳病为名冠之。

2. 寅至辰，乃一日阳升之时，少阳得时令之助，正气旺而得愈。

本条体现了中医天人相应的重要学术思想，且提出了时间医学的理论。

少阳篇小结

本章主要讨论了少阳病的六个方证及病因、病机、主症、治法及禁忌等问题。

一、少阳病的病因病机

即正虚邪入，"血弱气尽"，半虚、半阴；"邪气因入"，半实、半阳；"结于胁下"，病结在少阳。

二、少阳病来源

1. 他经传变：第268条"太阳病不解，转入少阳"。

2. 外邪直入少阳：第265条直入，"伤寒，脉弦细，头痛发热者，属少阳。"

三、少阳病主症

1. 少阳本病——七大症。

2. 少阳郁热：第264条"两耳无所闻，目赤，胸中满而烦"。

3. 少阳兼证：第268条三阳合病。

四、少阳病传变

1. 第265条：少阳病"发汗则谵语，此属胃"。

2. 第267条：少阳误治成坏病。

3. 第 269 条：转入阴经："无大热，其人躁烦者，此阳去入阴也。"

4. 第 270 条：三阴不受邪，"其人反能食而不呕，此为三阴不受邪也。"

五、少阳欲解时

第 271 条："少阳脉小者，欲已也。"

第 272 条：少阴病欲解时。

第六章　太阴病冠名法求索

【概述】

太阴病，是疾病由阳转阴的初始阶段。太阴为三阴之藩蔽，太阴病，为三阴之首。

太阴包括脾与肺，与胃和大肠相表里。太阴病可因禀赋不足而邪入太阴，或由三阳传变、误治而成太阴病。

太阴病之特点为里虚寒。太阴之传变，若正气进一步衰弱，可传少阴、厥阴；若阳气来复，亦可由虚转实，外传阳明，此即"实则阳明，虚则太阴"。

脾居中央，以灌四旁，为后天之本，其病常见且繁多，为何太阴篇仅区区八条？因其传变的主要类型，已于太阳篇详述之，且散见各篇，故太阴篇无须复赘，因而虽仅八条，亦已足矣。

【各论】

【第273条】太阴之为病，腹满而吐，食不下，自利益甚，时腹自痛。若下之，必胸下结硬。

按：

1. 此太阴病之提纲，故名之曰太阴病。

2. 腹满而吐，不食下利，时腹痛，皆太阴虚寒所致，其脉必弱，法当温补脾胃。若以腹满痛误为实证而下之，则脾伤更甚，阴寒凝塞于胸下，致胸下结硬，可属脏结。

【第274条】太阴中风，四肢烦疼，阳微阴涩而长者，为欲愈。

按：

1. 此以脉转长者，为太阴病欲愈之征，故以太阴病为名相称。

2. "太阴中风"何意？此非太阴病又感风邪，而是风为阳，是指太阴病，阳气见复之意。何以知阳渐复？在弱脉的基础上，转见长脉。经云："长则气治"，乃气血昌盛之象。今微涩之脉已转长，乃脾阳渐充，故欲愈。

3. 何以"四肢烦疼"？此非外风所客，乃脾虚不能实四肢，致四肢烦疼。此与《金匮要略》之虚劳血痹"身体不仁，如风痹状"机理相同，黄芪桂枝五物汤亦可参酌应用。

【第275条】太阴病，欲解时，从亥至丑上。

按：

1. 此言太阴病欲解之时辰，故以太阴病名之。

2. 亥至丑，乃阴尽阳升之时，太阴得时令之助而正气增，为欲愈。

【第276条】太阴病，脉浮者，可发汗。宜桂枝汤。

按：

1. 此言太阴可汗之证。故曰太阴病。

2. 何以脉浮？太阴病，脉当弱，何以转见脉浮？可见于三种情况：一是太阴虚寒气浮于外；二是太阴阳复而脉浮；三是太阴病，又外感风邪而脉浮。第一种，断不可汗；第二种，亦非汗法所宜；唯第三种，可用桂枝汤汗之。

桂枝汤之汗，乃安内攘外、扶正祛邪之剂，寓汗于补，属广义汗法。即使感受外邪，亦非狭义汗法所宜。

桂枝汤乃阴阳双补之剂，虚人外感者可用，内伤杂病阴阳两虚者亦可用。

【第277条】自利不渴者，属太阴，以其脏有寒故也。当温之，宜服四逆辈。

按：

1. 本条言太阴病的病机及临床特征，故曰属太阴。

2. "以其脏有寒"，指太阴病的性质。此"寒"，非寒实，乃虚寒也，因脾阳虚而内寒。此寒当温而不当散。

3. 宜"四逆辈"，指四逆汤之系列方。干姜温脾阳，附子温肾阳，且含虚则补其母之意；甘草培中且调和诸药，为回阳救逆之千古名方。

何不曰"理中辈"？《伤寒论》有理中丸，尚无理中汤。方以干姜温脾阳，人参、白术、甘草培中，其温阳侧重脾胃，且丸者缓也，其效莫如四逆辈。后世于理中汤中加附子，亦具四逆辈之意。

【第278条】伤寒脉浮而缓，手足自温者，系在太阴。太阴当发身黄，若小便自利者，不能发黄。至七八日，虽暴烦，下利日十余行，必自止。以脾家实，腐秽当去故也。

按：

1. 本条言太阴阳复，正复驱邪外出，及太阴发黄的转机。以伤寒名之者，乃广义伤寒。

2. 何以太阴病脉浮缓？太阴病的特点是里虚寒，其脉当弱，何以转见浮缓之脉？此乃脾阳复之兆。浮为阳脉，缓为胃气生。手足自温，乃脾之清阳实四肢也。脉浮缓且四肢温，此乃判断脾阳恢复的标准。

3. 何以"太阴病，当发黄"？脾主湿，脾虚则湿浊内生。若脾虚寒而湿蕴，可发阴黄。本条乃脾阳已复，则湿热相蒸，当发阳黄。若小便利，湿气去，则不发黄。

4. 何以"暴烦下利"？此脾阳复，正气强，驱邪外出的表现，此与战汗同意。战汗可因正气虚，不能驱邪，待正气蓄而强，奋与邪争，发为战汗，汗出邪解。此亦脾阳复，奋与邪争，而暴烦下利。

对暴烦下利的预后，若下利致肢冷、脉微，乃正气衰；若肢温、神爽、腹痛除、脉和缓，乃邪退正复。暴烦下利，乃机体自我修复的表现。第287条之"烦利自愈"，第110条之"战利"，与此意同，可互参。

【第279条】"太阳病，医反下之，因而腹满时痛者，属太阴也，桂枝加芍药汤主之。大实痛者，桂枝加大黄汤主之。

按：

1. 此言太阳病误下，邪传太阴有虚实之别。因由太阳传变而来，故以太阳病命名。

2. 太阳病，本不当下而下之，此为反、为逆也。

太阳误下，虚其里，邪气因入。邪气入里，并无固定道路，可入腑，可入少阳、阳明，可入三阴。何以知传太阴耶？以其腹满时痛，故知之。腹位中，太阴所居，腹满时痛，乃太阴之病。

太阴之病，有脾气虚、脾阳虚、脾阴虚，脾虚不能斡旋而升降失司、脾虚湿困、脾虚木乘、土不制水而水饮上凌等。本条之腹满时痛，因何而作？

以方测证，桂枝加芍药汤，即桂枝汤倍芍药，与小建中汤仅饴糖一味之差，饴糖安中。桂枝汤本为和阴阳、调营卫之剂，倍芍药者，益脾阴而和血，抑木之亢，且缓急止痛。据方可知，此条之腹满时痛，非太阴阳虚、气虚，乃脾之阴阳两虚，且以脾阴虚为重者。阴血虚，经脉失濡而挛急，致腹痛；阴阳失和、升降失司而腹满，故方以桂枝加芍药汤主之。其脉当为弦细涩减之类。

3. 何以"大实痛"而以桂枝加大黄汤主之？所谓大实痛，是与腹满时痛相较而言，大者言其势，即腹满痛俱重；实者言其性，即脾家气血凝滞较重，气机不通。方用大黄，非荡涤阳明热结，而在破血化瘀。《神农本草经》曰：大黄"下瘀血，血闭寒热，破癥瘕积聚"。《本草述》谓大黄"厥功专于血分"。

大实痛何来？缘太阳病误下后，邪陷入里。所陷之位，胃耶、脾耶？乃脾也。本条中明言"属太阴也"。所陷者，寒耶、热耶？乃热也。热陷伤阴，倍芍药养营和阴；热伤血瘀，以大黄行瘀导滞，理脾家血滞而止痛。

同一太阳表证误下，既可为营阴伤而用桂枝汤倍芍药；亦可成热陷脾血瘀滞之大实痛，用桂枝加大黄，皆因人而异，随证治之。

【第280条】太阴为病，脉弱，其人续自便利，设当行大黄芍药者，宜减之，以其人胃气弱，易动故也。

按：此言太阴病脾胃虚弱，慎用寒凉克伐之品，免伤胃气。当用之时，亦宜减量。

太阴篇小结

本篇讨论了太阴病的五种类型及四个方证。

一、太阴本病

第273条：太阴提纲证。

第277条：太阴本病论治。

第279条：太阴病脾阴虚与脾血滞之证治。

二、太阴类证

第276条：太阴兼表，脉浮，桂枝汤主之。

第278条：太阴湿热发黄。

三、太阴病转归

第274条：太阴中风，阳微阴涩而长者，为欲愈。

第278条：暴烦利，正复驱邪外出。

第275条：太阳病欲解时。

第七章 少阴病冠名法求索

【概述】

少阴篇共 44 条。

少阴病，为疾病发展过程中的危重阶段，以阳衰阴寒盛为主要特征，然肾为水火之脏，又有寒化、热化两途。

少阴包括肾及心，与小肠、膀胱相表里。心为一身之大主，肾为先天之本，性命之所系，故病至少阴，皆一线所系，因而死证亦最多。

【各论】

【第 281 条】少阴之为病，脉微细，但欲寐也。

按：

1. 此为少阴病之提纲证，故以少阴病为名冠之。

2. "脉微细，但欲寐"，此少阴本病之特征。所谓少阴本病，即以阳衰而里虚寒为主要病机者。

3. "脉微细"，是少阴本病的典型脉象。临床只要诊得脉微细，就可确定其疾病性质为阳衰而里虚寒。至于病位，再参照脏腑六经来判断。

4. "但欲寐"，准确而高度地概括了少阴病的特征，惟妙惟肖。

"但欲寐"，是总想卧寐而又不能寐，醒着像睡着一样，睡时又朦朦胧胧，像没睡似的。行动迟钝，思维呆痴，脏腑器官功能皆衰退，一种无神的状态。这个神，是全身所有功能的集中体现，包括思维敏捷，行动矫健，脏腑组织功能皆佳。"阳气者，精则养神"，阳衰则无神，一切功能皆衰，致成少阴病。

【第282条】少阴病，欲吐不吐，心烦，但欲寐，五六日自利而渴者，属少阴也。虚故引水自救。若小便色白者，少阴病形悉具。小便白者，以下焦虚有寒，不能制水，故令色白也。

按：

1. 此以少阴病名之，乃具备少阴病阳衰之特征。

2. 欲吐、心烦、口渴，颇似热证，但小便色白，但欲寐，知非热证，乃下焦虚寒也。阳虚，心无所倚而烦；胃阳虚而欲吐；阳虚，气化不利，津不上承而渴。而小便色白，但欲寐，乃病之本象，其脉当微细。此下利，亦为虚寒下利。

临床判断少阴病，想不为假象所惑，必须抓住其本质，这个本质的标准就是脉微细，但欲寐。小便色白，亦是判断里虚寒的重要指征之一。

【第283条】病人脉阴阳俱紧，反汗出者，亡阳也，此属少阴。法当咽痛，而复吐利。

按：

1. 此以病人为名冠之，乃泛指外感内伤诸病，其危重阶段，皆可出现少阴病。

2. 何以"脉阴阳俱紧，反汗出者，亡阳也"？紧主寒，乃寒邪收引凝涩所致。第3条，寒邪袭表，脉阴阳俱紧；本条亡阳脉亦阴阳俱紧，何以区分？客寒外袭者，脉阴阳俱紧，然按之有力，且无汗；本条之紧，乃阳衰阴盛，此内生之寒，亦可收引凝涩，而使脉紧，但此紧当按之无力，且虽紧而汗出，知非表闭。二者一虚一实，以沉取有力无力及有汗无汗别之。

3. 何以"反汗出"？客寒袭表，腠理闭，当恶寒无汗，头身痛，脉阴阳俱紧。本条亦紧，似表实，本当无汗而汗出，故曰反。实则此反非反。"阳气者，卫外而为固"，阳衰则不能固护于外，致腠理开，汗液泄。

【第284条】少阴病，咳而下利，谵语者，被火气劫故也。小便必难，以强责少阴汗也。

　　按：

1. 此以少阴病为名，实际上已指明了本条病变的性质为里虚寒，此即冠名法的意义。知其名，则其性质、病位、临床特点、治疗大法等一连串问题，俱已明确。

2. 本为少阴病，误以火疗逼其汗，致伤其津液而小便难。

【第285条】少阴病，脉细沉数，病为在里，不可发汗。

　　按：

1. 此少阴汗禁，故以少阴病名之。

2. 何以"脉细沉数"？少阴脉，本当微细，本条何以见细沉数之脉？里虚，无力鼓荡而脉沉；细乃正气虚；数乃因虚而数，愈虚愈数，愈数愈虚，其数定是按之无力。若正气已虚，误予发汗，则正气更伤，故禁。

若为寒邪入里者，脉沉紧，则亦可汗解。若寒入里而阳虚者，可温阳发汗，扶正祛邪。若纯为里虚寒而无客寒者，此时当禁狭义汗法，而广义汗法不禁。因广义汗法是阴阳调和，不汗而汗者，故八法皆可为汗法。

【第286条】少阴病，脉微，不可发汗，亡阳故也。阳已虚，尺脉弱涩者，复不可下之。

按：

1. 少阴病脉微，此昭示本条之病性为里虚寒者。

2. 少阴病，脉微者阳衰；尺弱涩者，亦阳衰。汗下二法，乃治实证者，此为大虚之证，汗下则犯虚虚之戒，故禁之。

【第287条】少阴病，脉紧，至七八日，自下利，脉暴微，手足反温，脉紧反去者，为欲解也，虽烦，下利，必自愈。

按：

1. 此论少阴病自利，邪去阳复而自愈者，故以少阴病名之。

2. "少阴病，脉紧"。少阴病本为里虚寒，其脉紧，乃阴寒盛而紧，其紧必按之无力。病已七八日，可有两种发展趋势：一为阳气渐亡，成亡阳证，此为少阴病寒化；一为正气蓄而渐复，此为少阴病之热化。阳复者，可成少阴热证，亦可与邪相争而自愈。本条即是少阴病自愈者。

3. 何以"脉暴微"？注家言此微是相对于紧而言。若紧去而微，是一个渐进的过程，脉渐起，而紧渐去，示阳渐复，而邪渐退，不应是突发的"暴微"。

然"暴微"当如何理解？此与战汗同。战汗是正虚不能驱邪，待正气蓄而强，或挫其邪，或扶其正，正气渐复，奋与邪争，出现寒战，脉单伏或双伏。此脉暴微，亦如战汗之脉伏同义。

脉暴微，自下利，驱邪随利而去，则紧去而自愈。当与第110条之"振栗自下利者，此为愈也"、第278条之"暴烦，下利日十余行，必自止"相参。

4."虽烦下利，必自愈"，指明了少阴病自愈之机理。已自下利，寒去阳复，即使下利尚未止，已见阳复而烦，知必自愈。

【第288条】少阴病，下利，若利自止，恶寒而蜷卧，手足温者，可治。

按：

1.此少阴病病势之判断，故以少阴病名之。

2.少阴下利，利自止者，可有两种转归：一是阴竭而利自止；一是正复而自止。若利止，仍恶寒蜷卧，且四肢厥逆者，为阴气盛，为病进；若利止，虽尚恶寒蜷卧，然手足已温，乃阳气复，病已有起色，故可治。

【第289条】少阴病，恶寒而蜷，时自烦，欲去衣被者，可治。

按：

1.此言少阴病可治之证，故以少阴病为名。

2.少阴本病的性质是里虚寒，恶寒蜷卧，乃阳衰之象。本条以自烦、欲去衣被为判断可治否的指标。

"自烦，欲去衣被"，阳盛与阳衰皆可出现。阳复太过而为热，热扰而烦，热浮于外而身热欲去衣被。阳衰者，虚阳浮越，亦可见自烦，欲去衣被，甚至欲卧泥地，欲入井中。何以别之？阳复太过而为热者，脉数大且实；虚阳浮越者，脉浮大而虚，重在脉之沉取有力无力。

【第290条】少阴中风，脉阳微阴浮者，为欲愈。

按：

1. 此少阴病欲愈者。何以"少阴中风"名之？非少阴病又感受风邪，此中风，指阳热而言。少阴本里寒虚，现阳复而阴浮，故以少阴中风名之。

2. "阳微尺浮"，指为阳复之脉。少阴病，脉当微细，尺渐复，乃肾阳渐复，故欲愈。

"阳微"，乃上焦阳气弱。尺浮，可见于多种情况：

（1）肾阳虚，虚阳浮动，尺可浮，此浮当虚浮。

（2）阴亏不制阳而阳浮，此浮当细数而浮。

（3）水亏，相火妄动，尺当浮而动数。

（4）下焦热盛，尺浮数有力。

本条之尺浮，乃肾阳复，为脉渐起且脉力增，为欲愈。

【第291条】少阴病，欲解时，从子至寅上。

按：此言少阴病欲解时。子到寅上，乃一阳生之时。少阴病得时令之助，阳复而愈。即使不愈，少阴病亦于此时暂缓。

【第292条】少阴病，吐利，手足不逆冷，反发热者，不死，脉不至者，灸少阴七壮。

按：

1. 此以手足温、反发热为指征，判断少阴病之生死，故以少阴病名之。

2. 少阴本病乃里虚寒，当见畏寒、蜷卧、吐利、四肢厥逆等。本条之少阴病，吐利且脉不至，还有生还的希望吗？这是对医生水平的严峻考验。常言道，"不知死，焉知生耶"，生死不知，何以救人垂危。此案虽吐利且脉不至，然手足温，身热，知阳未亡，若吐利，厥逆，脉不至，反发热者，此格阳于外而发热。本条是手足温而发热，是阳复之热，仍有生之希望，故曰"不死"。

治之奈何？当予四逆、白通辈，急救回阳。何以未予四逆与服？恐已然危笃，药难入咽。急救之法，当灸以回阳。

灸确可回阳，万勿小觑。余亲历一小儿急性中毒菌痢，其状若尸，呼吸、心跳、血压、脉搏皆无，全身皆冷。唯将棉绒放于鼻下尚微动，知呼吸尚存，遂将三个艾条捆于一起，灸小腹，连续三四个小时，患儿竟苏，体温复升，经治而愈。深知灸可回阳！

【第293条】少阴病，八九日，一身手足尽热者，以热在膀胱，必便血也。

按：

1. 此言少阴热证，属少阴病的一种类型，故以少阴病名之。

2. 少阴本病，当里虚寒，而阳复太过可化热。肾与膀胱相表里，虚则入脏，实则入腑。肾阳复太过，移热入膀胱，热伤血络则便血。此便血，当为小便出血。若大便下血，当为移热于肠，治应清热凉血。

【第294条】少阴病，但厥无汗，而强发之，必动其血，未知从何道出，或从口鼻，或从目出者，是名下厥上竭，为难治。

按：

1. 此论少阴病强发其汗，致下厥上竭，故以少阴病名之。

2. 少阴本病乃里虚寒，阳衰而肢厥，阳不能化津而无汗，脉微细，但欲寐皆当并见。误为寒实而强汗之，则汗出阳更伤；汗血同源，血亦竭，致成下厥上竭证。

"必动其血"，指出血。出血原因：一是阳虚不固而出血；一是阴血虚而用辛温发汗则动其血。这种出血，既有阳衰下厥，又亡血上竭，温阳则动血，养血而阳难复，两相掣碍，故难治。治当两相兼顾，景岳之六味回阳饮（附子、干姜、人参、甘草、熟地黄、当归）可参。

【第295条】少阴病，恶寒，身蜷而利，手足逆冷者，不治。

按：

1.此少阴不治之症，故以少阴病名之。

2.厥逆、恶寒、蜷卧、下利，一派阳衰阴寒盛之象，故不治。然灸之或可回阳。

【第296条】少阴病，吐利，躁烦，四逆者，死。

按：

1.此少阴本病，故以少阴病相称。

2.四逆吐利，阳衰已甚，更增烦躁，此阴躁也。正气衰极，神无所倚，故烦躁，此死证。

【第297条】少阴病，下利止，而头眩，时时自冒者，死。

按：

1.此少阴死证，故名之曰少阴病。

2.少阴本病里虚寒，当下利，若利止，其因有二：一是阳复而利止，此乃向愈之征；一是下利太过，津液竭。此必伴亡阳诸征，虽未赘言，乃不言而喻。

3."头眩，时时自冒者"，乃阳上脱也。下竭上脱，故死。

【第298条】少阴病，四逆，恶寒而身蜷，脉不至，不烦而躁者，死。

按：

1.此为少阴病，阴盛阳绝而神亡的死候，故以少阴病名之。

2.四逆、恶寒、身蜷、脉绝，一派阳亡之象。烦，乃自觉症状，此时神消已不知烦不烦，只是躁扰不宁，无意识地乱动，故死。

【第299条】少阴病，六七日，息高者，死。

按：

1.此论少阴病死证，故以少阴病为名冠之。

2.息高，指呼吸表浅，乃气上脱也。《难经·四难》曰："呼出心与肺，吸入肾与肝。"肾纳气，肾为气之根。肾之元阳已竭，真气散越于上，故死。

【第300条】少阴病，脉微细沉，但欲卧，汗出不烦，自欲吐。至五六日自利，复烦躁，不得卧寐者，死。

按：

1.此少阴本病之死候，故以少阴病名之。

2.少阴本证，里虚寒。脉微细，但欲寐，乃应有之象。

"不烦"，烦有阳虚、热盛及虚阳扰心之别。本条特点出"不烦"，示无热也。

"汗出"，汗出亦可分热盛迫津而汗，或阳虚腠理不固而汗。

少阴本病，一派阳虚阴盛之象，则此汗乃阳虚不固而汗。

"欲吐"，原因多种，大要亦可分虚实两类，热壅于胃，胃气上逆而吐；阳虚胃不受纳亦吐。

烦、汗、吐，虽各有多种原因而发，然脉微细且但欲寐，此阴脉，故烦、吐、汗亦皆因阳衰阴盛而发。此即以脉定证，以脉解症。

3."至五六日，自利，复烦躁不得卧寐。"意为六七日之前，并无自利、烦躁、不得卧，而是延宕至五六日后才出现此症。

延宕五六日，可有两种变化：一是阳气渐复，病向愈；一是阳气进一步衰竭，乃至死亡。"下利"是肾阳衰，关门不固而下利。阳衰神无所倚而烦且躁扰不宁。若果为阳复脉当起，若为阳衰，脉当微细欲绝。脉微细，乃阴盛之脉，故知此证乃亡阳也，故死。

【第301条】少阴病，始得之，反发热，脉沉者，麻黄细辛附子汤主之。

按：

1.此言少阴本病反发热之证治，故以少阴病名之。

2.本条既以"少阴病"为名冠之，就当具备"脉微细，但欲寐"的里虚寒特征。

3."始得之"何意？是病一开始就呈现少阴证，还是病已有一个传变过程，然后传入少阴，转成少阴病？

若中病即呈现少阴证，亦可分两种情况：一是素体肾阳虚，发现即现少阴证，此是纯虚无邪者；二是素体肾阳虚，寒邪可直入少阴，呈现少阴病，此虚中夹寒者。

若发病已经过一个传变过程，损伤肾阳，导致少阴病，亦可有两种情况：一是原病之经邪已尽，出现纯为阳虚的少阴病；一是原病之经邪未尽，然已传入肾，成两经并病，为太少两感。

肾阳衰者，若病势缓者，当阴阳双补，即"善补阳者，必阴中求阳"，方如金匮肾气、右归丸之类。

若病势急者，则当急予回阳，如四逆、白通汤类。

若兼外邪者，可表里双解，温阳散寒，扶正祛邪，如本方。

4.麻黄附子细辛汤，可用于下列三种情况：

（1）寒邪直入少阴者：附子温肾阳；细辛入肾，启肾阳散寒；麻黄散寒，以细辛为使，入肾经，散肾经之寒，达表而解。

（2）太少两感者：附子温阳扶正；细辛启肾阳，合麻黄以散太阳之寒。

（3）少阴病，纯虚无邪且病势较缓者，此方亦可用，但方义不同。附子温肾阳；细辛启肾阳；麻黄鼓舞阳气之升发。即仲景于《金匮要略·痰饮咳嗽病脉证并治》篇所言"麻黄发其阳故也"。此时麻黄、细辛量应少，而且不用辅汗法发汗。

有据否？有！试观桂甘姜枣麻辛附汤，治"心下坚，大如盘，边如旋盘"。心下之盘何来？乃阳虚水寒之气凝结，当属西医之心衰。桂甘姜枣麻辛附汤，实是桂枝汤去芍药加麻黄细辛附子汤。其功能为"大气一转，其气乃散"。大气者，阳气也；其所散之气乃阴霾水寒之气也，此即"离照当空，阴霾自散"。此证，麻黄细辛附子照用，那么少阴病里虚寒者，麻黄附子细辛当然亦可用！故肾阳衰，纯虚无邪者，麻黄附子细辛汤可用！

5.为何"反发热"？少阴本证里虚寒，本不应发热，本条却不应热而热，故曰反。

何以反发热？注家多以太阳表热解之，称本条为太少两感。

若果为太阳病发热，则此热当寒热并见，且伴头身痛、无汗、脉紧等。本条仅言发热，未言他症，不具备太阳表证的指征，故此非太阳表证，当然也就不能称其为太少两感。

非太阳表证，那么热从何来？当为少阴病，阳虚阴盛，虚阳外浮而热。此热，可全身燥热，也可局部热，可弃衣扬被，欲卧泥地，欲入井中，其体温可不高，亦可高达40℃。此时当引火归原。麻黄附子细辛汤还能用吗？只要脉沉仍可用，麻黄细辛量应小，用以鼓舞阳气解寒凝。若脉浮，则应加龙骨、牡蛎、山茱萸，敛摄潜镇浮阳，取张锡纯来复汤之意。

【第302条】少阴病，得之二三日，麻黄附子甘草汤微发汗。以二三日无证，故微发汗也。

按：

1.本条究竟是太少两感，还是纯粹里虚寒的少阴证？一般皆认为是太少两感，其依据有二：

一是方中有麻黄二两。麻黄解表、散寒、发汗，故有表证；

二是"微发汗"，汗法是针对表证的，"在表者汗之"，"汗以解表"，故有表证。

我的见解是此条可以是太少两感，而用此方微发汗；也可以是纯虚无邪的少阴病，没有太阳表证，此方亦可用。我的根据是本条之冠名，明确地说是"少阴病"，它就应具备少阴病里虚寒的特征。

2.使用麻黄的问题：既然以少阴病为名冠之，那么里虚寒证能用麻黄微发其汗吗？能！

麻黄除解表散寒发汗、平喘止咳利尿的功能之外，还可散里寒、解寒凝、发越鼓舞阳气之升发敷布。正如尤在泾于《金匮要略心典》中所云："麻黄非独散寒,且可发越阳气,使通于外,结散阳通,其病自愈。"

少阴病阳虚阴盛,阴寒内盛,亦必收引凝涩,凝痹气血,阳气不得敷布升发。此时用麻黄附子甘草汤,附子回阳治本;麻黄鼓舞发越阳气,令其升发敷布;甘草益气培中,调和诸药。麻黄可用于表寒证、里寒证,也可用于纯虚无邪的阳衰寒凝证。不必一见麻黄就抠出一个太阳表实来,就把本条解为太少两感证,此皆缘于对麻黄功用理解的片面。

3. 发汗问题:皆知表证可汗,其实里证亦可汗,纯虚无邪者亦可汗。

"阳加于阴谓之汗",汗分正汗与邪汗,正汗出,必阴阳充盛,且升降出入通畅,此即阴阳调和矣。本条之"微发汗",即正汗。

汗法又有广义与狭义之分。狭义者,用辛散之品,务使汗出者。广义汗法,乃调其阴阳,不汗而汗者,故八法皆可为汗法。

把本条中用麻黄及微发汗两个问题搞清了,那么该方就不局限于太少两感的狭隘范围了,阳虚表寒者可用,阳虚里寒者可用,纯虚无邪者亦可用。这就拓展了本方的应用范围。

4. "无证"问题:是无里证还是无表证?

若指无里证而有表证,此方可用否?可用,阳虚感寒者,此方表里双解,故可用。

若无表证,而纯为少阴里证者,可用否?可用。此时麻黄功用不在于散寒解表,而在于鼓舞阳气之升发敷布。

【第303条】少阴病,得之二三日以上,心中烦,不得卧,黄连阿胶汤主之。

按：

1. 此以少阴病为名冠之，非少阴本证，而是少阴变证。少阴本证为里虚寒，"脉微细，但欲寐。"而本条乃热盛阴伤证，位在少阴，属少阴病之变证，仍属于少阴病范畴，故仍以少阴病相称。

2. 本条之症状，仅心烦、不寐二症，本条是肾水亏，心火独亢，心肾不交，因而心烦、不寐。

如何判断是肾水亏，心火亢呢？须平脉辨证。心火亢，当寸旺；肾水亏，尺当细数。黄连、黄芩泻心火，白芍、阿胶济肾水养血，泻南补北，使心肾相交，水火既济，烦除寐安。

【第304条】少阴病，得之一二日，口中和，其背恶寒者，当灸之，附子汤主之。

按：

1. 此少阴病，指少阴本病而言。

2. 何以"口中和"，即口淡无味，不苦不甜、不燥不渴，且饮食亦不知味。口为清窍，须清阳之充养，阳虚不能充养清窍，则口不知味。此为阳虚的征兆之一。

3. "背恶寒"。背为阳，膀胱经及督脉皆行于背，阳虚则背寒，甚则周身恶寒、蜷卧肢厥。灸以回阳，助阳消阴最捷。附子汤益火之源，以消阴翳，回阳救逆。

【第305条】少阴病，身体痛，手足寒，骨节痛，脉沉者，附子汤主之。

按:

1. 此亦少阴本病，然以身痛、骨节痛为主症。

2. 何以"身痛、骨节痛、手足寒"？乃阳虚，水寒之气侵袭筋骨，致身痛骨节痛。

3. "脉沉"，沉主里，然需进一步说明按之有力无力。若脉沉而弦紧有力，乃风寒外袭筋骨，当散寒通经。若沉而无力，为阳虚不能温养筋骨，当温阳通经，如三附子汤及本方，皆为阳虚身痛者所设，当互参。

【第306条】少阴病，下利便脓血者，桃花汤主之。

按:

1. 此少阴本病，以下脓血为主症者。

2. 少阴本证为里虚寒，然阳虚不能摄血，肾关不固，致下利便脓血，必伴一派阳虚阴寒之象。桃花汤以干姜温阳，赤石脂温涩下元，固摄滑脱，粳米养胃和中。

【第307条】少阴病，二三日至四五日，腹痛，小便不利，下利不止，便脓血者，桃花汤主之。

按:

1. 此少阴本证。

2. 上条为少阴病，下利便脓血，此条亦下利便脓血，但多腹痛、小便不利二症。症虽有异，然其本相同，皆为里虚寒。阳虚，肾关不固而下利便脓血；阳虚气化不利而小便不利；阳虚经脉失于温煦，绌急而痛，其脉必微细。阳虚下元不固，法当温阳固涩，皆以桃花汤主之。

【第308条】少阴病，下利便脓血者，可刺。

按：此以少阴病冠名。但少阴病有寒化热化两途，寒化、热化皆可下利便脓血，但脉象与伴随症状不同。寒化者，乃少阴本病，为里虚寒；少阴热化者，为少阴病之变证。本条既称少阴病，当包括寒化、热化，刺法可补可泻，皆可用刺。

【第309条】少阴病，吐利，手足逆冷，烦躁欲死者，吴茱萸汤主之。

按：

1.本条吐利，手足逆冷，烦躁欲死，以少阴病为名冠之，却不用四逆辈治之，而用吴茱萸汤主之，何也？此乃厥阴寒逆所致，乃少阴病类证，故仍以少阴病名之，意在鉴别。

2.阳虚而手足逆冷，阳衰亦可烦躁殊甚。何以不用四逆汤、附子汤之类，而用吴茱萸汤？若脾胃虚寒吐利逆冷，何以不用理中汤？

吴茱萸汤于《伤寒论》《金匮要略》中凡四见：

第243条："食谷欲呕，属阳明也，吴茱萸汤主之。"

第309条："少阴病，吐利，手足逆冷，烦躁欲死者，吴茱萸汤主之。"

第378条："干呕，吐涎沫，头痛者，吴茱萸汤主之。"（《金匮要略》同）

《金匮要略·呕吐哕下利病脉证治》曰："呕而胸满者，吴茱萸汤主之。"

吴茱萸汤见于阳明、少阴、厥阴三篇。

吴茱萸温而散，《神农本草经》谓"温中、下气、止痛、逐风邪、开腠理"。《本草备要》曰："吴茱萸专入肝经，而旁及脾肾，宜祛风寒湿，开郁。"方中又重用生姜之辛散，而未用干姜、附子之温阳，所以吴茱萸汤的特点是温而散，且专入肝经，因而吴茱萸汤之主治应是寒邪直入厥阴者。肝寒犯胃而呕吐不止，肝寒下侵脾肾而下利，正与邪争而烦躁。

因病经在厥阴，旁及脾肾，异于少阴病之病经在心肾；少阴病本证是阳衰，而吴茱萸汤是寒邪直入厥阴，既有阳虚，又有寒邪直犯，是虚实相兼，非少阴本证之纯虚无邪；且其阳虚，亦无少阴之甚，故称吴茱萸汤为少阴类证，其脉当弦紧而减。

【第310条】少阴病，下利咽痛，胸满心烦者，猪肤汤主之。

按：

1.此以少阴病为名，然以方测之，猪肤汤滋润肺肾，并无温阳之功，则本条诸症，当为少阴阴虚所致，所以本条乃少阴病之变证。

2.何以"咽痛、心烦、胸满"？乃少阴阴虚热浮，循经上攻咽痛；虚热扰心而心烦；经气不利而胸满。

何以下利？下利之因颇多，然肾阴虚，关门不利，亦可下利。方以猪肤汤徐润之，虚热靖则咽痛消，肾关固而下利止。

【第311条】少阴病，二三日，咽痛者，可与甘草汤。不差，与桔梗汤。

按：

1.此为少阴之热循经上犯而咽痛，属少阴病之变证。

2.何以言少阴之热？乃据方测证。生甘草清热解毒且缓急，则知此咽痛乃因热所致。若服后不愈者，加桔梗以开喉痹，辛以散之。

《伤寒论》用甘草者70方，皆用炙，唯此方生用，以清热解毒。

【第312条】少阴病，咽中伤，生疮，不能语言，声不出者，苦酒汤主之。

按：

1. 此少阴痰热之咽喉生疮。

2. 何以知痰热郁结？以方测证可知。此方之半夏乃生半夏，辛温有毒。《神农本草经》云："半夏味辛平，主喉咽肿痛"，《名医别录》曰："消痈肿"。辛以开郁，且能化痰消肿。半夏辛燥，配以鸡子清甘凉养阴，润燥清热。苦酒即醋，解热毒，消痈肿。三者相合，散结祛痰、清热消肿。

痰何来？热何生？少阴病热化，热上而喉痛，肾水上泛而成痰，痰热互结而为疮。

服法为少少含咽之，以尽量保留在局部，发挥更佳疗效。

四川一女学员，乳娥数日不愈，用此方，每次脱一层如花生米之红皮而愈。

小时在农村，咽痛煎热鸡蛋，趁热咽下，治之。

【第313条】少阴病，咽中痛，半夏散及汤主之。

按： 以少阴病为名冠之。少阴本证是虚寒，少阴热证是阳复过，化热伤阴。此条是寒痛还是热痛？从方义来看，当属少阴寒痛，因半夏散药共三味，半夏、桂枝、甘草，半夏辛以开痹、化痰、消肿，桂枝甘草通阳。

"半夏有毒，不当散服"是后人注，其言不当。少少咽之，量少。甘草可解半夏毒。

【第314条】少阴病，下利，白通汤主之。

按：

1. 以少阴病名之，且用白通汤回阳，此利当为少阴寒利。

2. 既以少阴病名之，则脉微细，但欲寐，诸虚寒之象当见，且以下利为著，故以通脉四逆汤主之，加葱以通阳。

生活常识，吃葱出汗。为何出汗？葱辛散通阳。"肾合三焦膀胱，三焦膀胱者，腠理毫毛其应"，以葱通阳，令阳气升发敷布，方能"阳加于阴谓之汗"，因而汗出。

【第315条】少阴病，下利脉微者，与白通汤。利不止，厥逆无脉，干呕，烦者，白通加猪胆汁汤主之。服汤脉暴出者死，微续者生。

按：

1. 此为少阴寒利格阳证，故以少阴病名之。

2. "少阴病，下利脉微者，与白通汤。"此与第314条同，以干姜、附子回阳，以葱白通阳破阴凝。

何时加葱？"下利脉微，或厥逆无脉。"脉微或绝，固为阳虚，然阳虚阴寒盛，阴寒盛则凝痹，脉不出，致脉微或绝，其他阴寒之象虽未赘言，但畏寒、蜷卧、肢厥、躁烦等症必见，因以少阴证概括之，据名即可知晓。阴凝蔽塞，加葱以解寒凝通阳。此时当诊趺阳脉绝否，若寸口无脉，趺阳脉尚有，为胃气未绝，尚可挽救。此时当灸小腹之关元、气海，情急之下，可三根艾条捆在一起灸，也不拘于哪个穴位，主要是灸小腹部以回阳。此时往往已无吞咽功能，可白通汤加人参，一滴一滴地徐徐滴入口中，或可挽其倒悬。

3."脉暴出者死，微续者生"，此以脉断其生死。脉暴出者，乃阴阳离决，其阳脱越而脉暴出，此回光返照之象，亦称除中。本已衰竭，突然清醒、索食、面红、脉出，皆回光返照之象。"微续者生"，脉徐起乃阳复之兆，故生。

4."加人尿、猪胆汁"，乃反佐法，伏其所主，先其所因，防其格拒。

【第316条】少阴病二三日不已，至四五日，腹痛，小便不利，四肢沉重疼痛，自下利者，此为有水气，其人或咳，或小便利，或下利，或呕者，真武汤主之。

按：

1.此以少阴病名之，且以真武汤主之，则少阴本证之里虚寒诸象当具。

2.小便不利，乃阳虚水泛；腹痛、自下利、四肢沉痛，乃水寒之气侵淫。寒饮变动不拘，四处泛滥，故其或然症多，或凌肺而咳，或水走大肠而利，或气化不利而小便不利，或寒饮犯胃而呕。

其脉当微细；或阳弦而尺微，为阳虚水饮上犯。真武汤温阳以制水，茯苓、白术培土以制水，白芍既监附子之辛燥，又养阴利小便。因邪水盛一分，真水少一分，故佐芍药之阴柔以和阴。

【第317条】少阴病，下利清谷，里寒外热，手足厥逆，脉微欲绝，身反不恶寒，其人面色赤，或腹痛，或干呕，或咽痛，或利止脉不出者，通脉四逆汤主之。

按：

1. 以少阴病名之，乃少阴病阴盛格阳证。

2. 既以少阴病名之，其性质当属里虚寒者。其病甚者，阴盛格阳，致见里寒外热。里寒者，见下利清谷，手足厥逆，脉微欲绝。其病甚者，则阴盛格阳，虚阳浮于外，则见身反不恶寒，面色赤。其赤，当颧红浮艳。

腹痛、干呕、咽痛，皆或然之症。

3. "或利止脉不出者"。"利止"，非下利症愈而止，乃是下利甚，化源竭，胃肠传导功能已无，故利止。"脉不出者"，若为阳复利愈脉当出，今乃化源竭而利止脉不出，此为脉绝。

4. 通脉四逆汤，乃四逆汤增三四倍干姜，生附子用大者一枚，回阳救逆之力更雄。

5. 格阳面赤者，加葱九茎。汉时葱小，现今的葱，一米多高，像小树似的，九棵葱约四斤多，太多，当取小葱，而不是嫩葱。

已然格阳，用葱不虑其助虚阳浮越乎？此阳浮，乃里之阴寒凝痹，阴阳格拒，致阳浮于外。此时用葱，意在通阳破阴凝，使阴阳交通合和。

吾云麻黄附子细辛汤可用于纯为阳虚阴盛者，用麻黄不在解表散寒，而在于鼓舞阳气解寒凝，其意与通脉四逆用葱同。

6. "病皆与方相应者，乃服之。"此提出方病相应。此"病"乃指病性而言，即谨守病机之意，非指某一病名。现代也有人提"方病相应"，其病，多指西医病名，往往导致对号入座，两张皮。若指中医病名，如太阳病，变证众多，以何方应之？

【第318条】少阴病，四逆，其人或咳，或悸，或小便不利，或腹中痛，或泄利下重者，四逆散主之。

按：

1.此乃少阴病类证，因气郁而四逆，举之以与少阴本病相鉴别。

2.何以四逆？乃气郁，阳气不布而肢厥。

气机郁结，阳郁于内，上下攻冲，攻于上则咳、悸，迫于下则小便不利，腹中痛，泄利下重，变症多端，此亦仅举例而已。

其脉，因气滞，气血不能畅达，脉当沉而弦。

3.四逆散，乃疏肝理气之方。

【第319条】少阴病，下利六七日，咳而呕渴，心烦不得眠者，猪苓汤主之。

按：

1.此以少阴病为名冠之，乃少阴变证，为少阴热盛阴伤，与水互结者。

2.少阴本病为里虚寒，但少阴乃水火之脏，有寒化热化两途。本条少阴病已过六七日，转为热化阴伤且与水相结。咳、呕、渴、心烦、不得眠等症状，为阴虚有热，水热互结。水饮上泛于肺则咳，犯于胃则呕，津不上承而渴，内扰神明而心烦不得眠。

第223条"脉浮发热，渴欲饮水，小便不利者，猪苓汤主之"，与本条相参，则更为明了，知本条亦当有小便不利一症。第223条是阳明病误下，津伤而水热互结。本条是病已多日，邪从热化伤阴，二者发病过程虽异，然其病机及证候表现同，故皆以猪苓汤主之。

3. 猪苓汤的特点是少阴阴虚，有水有热。临床上单纯的热盛，单纯的阴虚，单纯的水饮，相对较易辨治，但三者相合，则辨治较难。仅凭"咳而呕渴，心烦不得眠"，寒热虚实皆可见之，何以辨别？当在临床症状体征的基础上，进而诊脉。

脉当弦濡细数。阴虚脉当细，有热脉当数，有水脉当弦且濡。舌可光绛无苔或苔干。脉症合参，才能较准确地认准病机。

4. 阴虚且有水饮者，皆知利水伤阴，滋阴碍湿，两相掣碍。然阴伤而有水饮者，则必须养阴水方利。

为何养阴水方利？因邪水盛一分，真水少一分。水道之通调，膀胱之气化，不仅是阳的作用，同样不可忽略的是还有阴的作用，阴阳合和，三焦方能通调，膀胱方能气化，此即阴阳不可离。阴已虚，则脏腑功能亦失调，致三焦不通，膀胱气化不行，故必须养阴以和阳，脏腑功能方能正常。猪苓汤即利水养阴同举，各司其功，并行不悖。

何种情况下利水与养阴并用呢？我曾用于三种情况：

一是苔白干或如碱、如积粉，湿未化而津已伤者，化湿当佐生津之品，如石斛、花粉、麦冬之属。

二是白苔绛底者，湿未化，逼热入营，当化湿、清营养阴，如生地黄、玄参、天冬等。

三是水饮泛滥，身肿，或胸水、腹水、尿少，脉细数舌光绛者，当利水养阴，如生地黄、熟地黄、山萸肉、白芍、阿胶、龟甲等。

【第320条】少阴病，得之二三日，口燥咽干者，急下之，宜大承气汤。

按：

1.此少阴病之变证，乃少阴病热化，转入阳明而成阳明腑实者。

2.少阴乃水火之脏，可热化寒化。阳复太过而化热，亦可出现阳明腑实者。既为阳明腑实，当有阳明腑实之脉征、舌征、腑征。

至于病由何脏传入已不重要，只要阳明腑实已具，则有是证用是药，有故无殒，亦无殒也。如阳明病，有太阳阳明、少阳阳明、正阳阳明，已然成为阳明病了，其治当同，至于从何传来，已不必深究。阳明有三急下，都是急下，皆相同，不必再去区分，反正都是用大承气汤。

【第321条】少阴病，自利清水，色纯青，心下必痛，口干燥者，可下之，宜大承气汤。

按：

1.此少阴病之热证，热结旁流者。

2.自利清水，仍以大承气汤下之，此为热结旁流，阳明燥热迫津下泄，结者自结，利者自利。色纯青，或有之，余所见者乃褐色水便，臭秽甚，并见阳明腑实之脉、舌、腹征，当断然下之，逐其热结，热结除，利自止。

【第322条】少阴病，六七日，腹胀不大便者，急下之，宜大承气汤。

按：

1.此少阴病之热证，属于少阴病变证。

2.此亦少阴病热化，成阳明腑实证，予大承气急下之，必证情迫急，亦必脉、舌、腹征具备，方可下之。

【第 323 条】 少阴病，脉沉者，急温之，宜四逆汤。

按：

1. 此少阴病本证，里虚寒者。前为少阴热证急下之，此为少阴寒证急温之，并列于此，相互鉴别。

2. 少阴病，既曰急温，必虚寒已甚，故急温之，予四逆汤辈。

【第 324 条】 少阴病，饮食入口则吐，心中温温欲吐，复不能吐。始得之，手足寒，脉弦迟者，此胸中实，不可下也，当吐之。若膈上有寒饮，干呕者，不可吐也，当温之，宜四逆汤。

按：

1. 此少阴本证之膈上寒饮与少阴类证之胸中实的鉴别，故以少阴病名之。

2. 少阴本证之"膈上有寒饮"者，既曰少阴病，则此膈上寒饮，当具备里虚寒之特点。少阴阳虚，寒饮上逆，停聚膈上。膈之上，亦即胸中也。胸中寒饮痞塞，治节无权，致胃气逆而干呕。除本条所列之症外，当见脉微细、但欲寐、胸膈痞塞，清稀之痰涎壅盛等。治当温阳化饮，主以四逆汤。

3. 少阳类证之"胸中实"。少阴本证是里虚寒，而此为胸中实，二者一虚一实迥异，故称此为少阴之类证，举之以与少阴本证之寒饮相鉴别。

既为胸中实，胸中当痞塞疼痛。亦欲吐复不能吐，其状亦如"膈上寒饮"之干呕同。

二者如何区别？以脉决之，脉弱者虚也，脉实者实也。

脉弦迟而"胸中实"，当为寒实证。因何而实？或为寒痰，或为宿食。邪阻，阳气不达四末而手足寒。邪在上者，且温温欲吐，正气驱邪，已有上出之势，当因势利导，在上者，因而越之，吐以祛邪。

【第325条】少阴病，下利，脉微涩，呕而汗出，必数更衣，反少者，当温其上，灸之。

按：

1.此少阴本证，阳虚甚，化源欲竭之证治。

2.既以少阴病名之，则当具少阴里虚寒之特征。少阴阳衰而下利。脉微涩者，皆阴脉，意同脉微细。

呕、利、汗出者，皆阳虚所致，以脉微涩可知。

3.利反少者，乃化源欲竭，非病情好转而利少。果为阳复而利少，脉当渐起。今脉微涩，知此利少非病有起色，乃化源欲竭也。若化源已竭，则如第288条之"利自止"。

4.灸以回阳。"温其上"，当灸胃脘与关元、气海，复脾肾之阳。下阳足，上亦温，不应理解为灸膻中。

少阴篇小结

【概述】

少阴篇共44条，大致分为三类。

一是少阴本病，里虚寒者。

二是少阴变证，少阴热结者。

三是少阴类证，列之以鉴别者。

【各论】

一、少阴本证——里虚寒

（一）第 281 条：少阴病本证提纲。

（二）少阴病本证临床表现。

第 282 条：欲吐不吐，心烦但欲寐，自利而渴，小便色白，少阴病形悉具。

第 283 条：阴阳俱紧，反汗出，咽痛吐利。

第 288 条：可治——利自止，手足温。

第 289 条：可治——自烦，欲去衣被。

第 292 条：吐利脉不至，但手足不逆冷，反发热者，不死。

第 294 条：下厥上竭而动血。

第 301 条：麻黄细辛附子汤证。

第 302 条：麻黄附子甘草汤证。

第 304、305 条：附子汤证。

第 306、307 条：桃花汤证。

第 308 条：少阴病，下利便脓血，可刺证。

第 314 条：白通汤证。

第 315 条：白通加猪胆汁汤证。

第 316 条：真武汤证。

第 317 条：通脉四逆汤证。

第 323、324 条：四逆汤证。

第 325 条：少阴病灸法。

二、少阴变证

第 284 条：少阴病，火劫逆证。

第 293 条：少阴热化动血。

第 303 条：水亏火旺之黄连阿胶汤证。

第 310～313 条：少阴病咽痛。

第 319 条：少阴热盛，阴虚夹水之猪苓汤证。

第 320、321、322 条：少阴三急下证。

三、少阴类证

第 309 条：吴茱萸汤证。

第 314 条：四逆散证。

第 324 条：胸中实，吐之。

四、少阴病死证

第 295～300 条：死证。

第 295 条：少阴本证，厥利死证。

第 296 条：少阴病，吐利躁烦，四逆者，死。

第 297 条：下利止，而头眩，时时自冒者，死。

第 298 条：脉不至，不烦而躁，死。

第 299 条：息高者，死。

第 300 条：自利，复烦躁不得卧寐者，死。

五、少阴病治禁

第 285 条：脉沉细数，病在里，不可汗。

第 286 条：脉微禁汗，尺弱涩者不可下。

六、少阴病自愈

第 287 条：手足温，脉紧反去者，必自愈。

第 290 条：阴脉浮欲自愈。

第 291 条：少阴病欲解时。

第八章　厥阴篇冠名法求索

【概述】

厥阴包括足厥阴肝经、手厥阴心包经，与足少阳胆经和手少阳三焦经相表里，内寄相火。

厥阴为阴尽阳生之脏，阴阳进退，最多寒热错杂之证。厥阴病全篇，就是以不同指征来判断阴阳之进退。阴盛则寒，阳盛则热，故尔厥阴病有寒化热化两途。所以，厥阴篇基本证型有三类：即厥阴寒热错杂、寒证、热证。寒热错杂为厥阴篇本证，寒化、热化为其变证。

【各论】

【第326条】厥阴之为病，消渴，气上撞心，心中疼热，饥而不欲食，食则吐蛔，下之利不止。

按：

1. 此为厥阴提纲证，故以厥阴为名冠之。

2. 厥阴病的本质是阴尽阳生，阴阳进退，故尔最多寒热错杂之证。提纲证，就揭示了厥阴病的寒热错杂特点。

（1）热的表现

①"消渴"：热伤津而消渴。

②"气上撞心，心中疼热"：郁热上攻于心，则心中热痛。此心痛，即属厥心痛。

（2）寒的表现

①"饥而不欲食"：胃热则消谷善饥，然胃又虚寒，不能受纳。此证即寒热错杂。

②"食则吐蛔"：食即吐，乃胃虚寒，不能受纳、消磨、腐熟，故食则吐。至于吐蛔否，有蛔则吐蛔，无蛔则不吐蛔。如今卫生条件已好，鲜有吐蛔者，近三四十年，吾从未见吐蛔者。

③"下之利不止"：本已虚寒下利，误下伤正，下利更甚，致利不止。

（3）何以出现寒热错杂

厥者，尽也。若阳生不及，则厥阴寒盛，致见寒证。

热从何来？肝阳馁弱，肝中相火则郁伏，郁而化热，此即"积阴之下必有伏阳"，故尔寒热错杂。寒热互有进退，故现寒化、热化两途。

（4）脉当为何？弦数而减。弦主肝，数主热，减为寒，致厥阴寒热错杂。

【第327条】厥阴中风，脉微浮为欲愈。不浮为未愈。

按：

1. 以厥阴中风名之，"厥阴"，指厥阴本病，阳虚而寒者；"中风"，指病的转化趋势，阳气见复。不是厥阴病，又中风邪。

2. 浮为阳脉，由阴脉逐渐浮起，示阳气渐复，故向愈。此即以脉来判断病势。

此以脉判断欲愈。

【第328条】厥阴病，欲解时，从丑至卯上。

按：此言厥阴本病，得时令之助而阳复欲解。体现了天人相应的规律。

此以时令判断欲愈。

【第329条】厥阴病，渴欲饮水者，少少与之愈。

按： 此厥阴病化热津伤而渴，少少予水饮之。所谓愈，亦是缓解口渴而已，并非厥阴病喝点水就好了。

此以症状判断欲愈。

【第330条】诸四逆厥者，不可下之，虚家亦然。

按：

1. 此无冠名，乃接前条"厥阴病"而言。

2. 虚家不可下，诚是。"诸四逆厥者，不可下之"，却未必。厥者，阴阳之气不相顺接也。阴阳之气不相顺接的原因，无外是虚实两类。实者，邪气阻隔，阴阳不能顺接；虚者，正气虚衰而无力顺接。正虚而四逆厥者，不可下之，此即"虚家亦然"之意。邪阻者，有六淫、七情、气血痰食等。若邪阻气机不通，有可下之征者，亦当断然下之。如阳明热结之四肢厥逆，或痰浊、瘀血、水饮、热郁等因而厥者，若下征具备，亦当下之，甚至急下之。

本条所云之四逆厥者不可下，其前提是指厥阴病之四逆厥，乃阳衰而厥，故不可下。若厥阴热化，转为阳明腑实而肢厥者，该下亦当下。

【第331条】伤寒先厥，后发热而利者，必自止，见厥复利。

按：

1.此以伤寒名之，概指广义伤寒而言。伤寒有五，五者皆可经传变而为厥阴病。

2."先厥"，乃阳衰寒盛而厥，阳衰不固而下利。

"后发热而利"，乃厥阴病，阳复而热。阳已复，即使一时利尚未止，必自止。若阳复衰，则复厥而利。厥利之往复，体现了厥阴本病之寒热之进退，阳进则热，厥利止；阴进则复厥利。这是以厥与热为指征，判断厥阴病的寒热进退。

【第332条】伤寒，始发热六日，厥反九日而利。凡厥利者，当不能食，今反能食者，恐为除中，食以索饼，不发热者，知胃气尚在，必愈，恐暴热来出而复去也。后日脉之，其热续在者，期之旦日夜半愈。所以然者，本发热六日，厥反九日，复发热三日，并前六日，亦为九日，与厥相应，故期之旦日夜半愈。后三日脉之，而脉数，其热不罢者，此为热气有余，必发痈脓也。

按：

1.以伤寒冠名，亦广义伤寒之意。

2.本条以厥热日数，判断厥阴病阴阳之进退。可分为两段来分析。

第一段，从开头至夜半愈。

"厥"，指四肢厥冷；"发热"，指四肢热。所以本条是以四肢寒热的日数，判断阴阳之进退。

"伤寒始发热六日"，是指四肢热六日。除四肢热以外，全身热不热？亦当热，此热标志阳热进，故肢热身亦热。但这个热，不一定是体温高，而是指中医热的概念。仲景曰："后日脉之，其热续在者"，"后三日脉之，而脉数，其热不罢者"，依此言之意，是据脉以判断其阴阳寒热的盛衰进退。阳进当见阳脉，阴进当见阴脉。"厥反九日而利"，厥指四肢逆冷，以四肢之厥热日数，标志寒热之进退盛衰。热仅六日，厥九日，知为阴寒盛。

阴寒盛，胃阳衰，故不能食。能食者，恐为除中。除中即回光返照的表现，本为衰竭、萎靡、不能食，突然精神起来，面泛红光，脉浮起，且欲食，此非佳兆，而为除中。

阳气来复者，病情好转而欲食，阴阳离决除中者亦欲食，二者何以别之？"不发热者，知胃气尚在，必愈。"发热乃是阳气来复之征兆，何言不发热者胃气尚在，反之，发热者，反倒胃气不在，如何理解？

此之发热，是虚阳浮越，格阳之热，此即"暴热来出而复去也"。阴阳离决之热，来暴而去迅，不能持久，犹蜡将尽，突然一亮，随之而灭。故不发热者，乃未至格阳，知胃气尚在，必愈。

"后日脉之，其热续在者"，此热乃阳复而热，其脉渐起且见滑数之象，知热续在。阳复且得时令之助，故期夜半愈。

第二段，自"所以然者"至本条末。厥九日，热亦九日，寒热相平，阴阳相应，故夜半至平旦，阳升之时当愈。

若阳气复太过而"脉数、其热不罢者，为热气有余，必发痈脓"。热盛可广义理解，非必发痈脓。

本条以厥热胜负，判断阴阳之进退。又对除中、格阳之暴热进行比较鉴别，其意深矣。

诸变皆当以脉断之！

【第 333 条】伤寒脉迟六七日，而反与黄芩汤彻其热。脉迟为寒，今与黄芩汤，复除其热，腹中应冷，当不能食，今反能食，此名除中，必死。

按：

1. 伤寒，乃指广义伤寒。

2. 此言误治伤胃阳而除中死证。此脉迟，必沉迟无力，乃虚寒也。与黄芩汤彻其热，乃误治，胃阳更伤，致成回光返照而能食，此能食，亦仅是短暂的能食，此为除中，必死，胃气败矣。

【第 334 条】伤寒，先厥后发热，下利必自止，而反汗出，咽中痛者，其喉为痹。发热无汗，而利必自止。若不止，必便脓血。便脓血者，其喉不痹。

按：

1. 以伤寒名之，意指广义伤寒。本条以下利、咽痛判断寒热之进退转化。

2. "先厥发热者，下利必自止"。厥乃阴盛，热乃阳复，阳复则利止。

3. "而反汗出，咽中痛者，其喉为痹"。阳复太过而热盛，迫津外泄而汗出，上灼于咽而咽痛。厥阴寒盛者，本不当汗，今汗出者，以为反，实则热盛得汗出，并不反。

4. "发热无汗，而利必自止。若不止，必便脓血。便脓血者，其喉不痹"。此发热乃阳复太过而为热。玄府未开乃无汗。表闭，郁热在里，不得外透，必上冲、下迫、内窜。热下迫则便脓血；热上灼者，则咽痛。

【第335条】伤寒，一二日至四五日，厥者，必发热，前热者后必厥，厥深者热亦深，厥微者热亦微，厥应下之，而反发汗者，必口伤烂赤。

按：

1. 以伤寒名之，亦广义伤寒。

2. 本条言热厥。热盛何以肢厥？厥分为两类，邪阻热闭，阳不能达于四末而为厥；正虚无力温煦四末亦为厥。本条是热闭阳郁而厥，热深厥亦深，甚则肢厥过膝过肘，通体皆厥。

热厥下之，乃给邪以出路，误用汗法，风助火势，其焰更烈，上灼而口伤烂赤，尚可下迫、内窜，变证多矣，口伤烂赤，仅举例而已。

3. 何以知热厥？脉必沉实燥数，甚则迟涩小，必不肯宁静，据脉可知。

【第336条】伤寒病，厥五日，热亦五日，设六日当复厥，不厥者自愈。厥终不过五日，以热五日，故知自愈。

按：

1. 此以伤寒病名之，乃广义伤寒。

2. 此以手足厥热日数来判断阴阳的进退，厥热相平，阴阳已和，故愈。

愈否？厥热日数只是参考标准之一，尚须脉舌神色症全面分析。

【第337条】凡厥者，阴阳气不相顺接，便为厥。厥者，手足逆冷者是也。

按:

1. 此无冠名，乃泛指外感内伤百病。

2. 本条指明了"厥"的概念，凡"四肢逆冷者"皆为厥。

厥的含义有三：《内经》之厥，指昏厥而言。如大厥、煎厥等；《伤寒论》之厥，指四肢逆冷，杂病寒气上逆者，亦称厥气。

3. 本条阐明了厥的病机，是"阴阳之气不相顺接"。阴阳气何以不相顺接？无非邪阻与正虚两端，邪阻者阴阳升降出入乖戾，致阴阳不相顺接，其邪包括六淫、七情、内生五邪等；正虚者，包括阴阳气血之虚，无力升降出入，致阴阳不相顺接。治厥大法，或祛邪，或扶正，或扶正祛邪相兼，知此则思过半矣。

【第338条】伤寒，脉微而厥，至七八日肤冷，其人躁，无暂安时者，此为脏厥，非蛔厥也。蛔厥者，其人当吐蛔。令病者静，而复时烦者，此为脏寒，蛔上入其膈，故烦，须臾复止。得食而呕，又烦者，蛔闻食臭出，其人当自吐蛔。蛔厥者，乌梅丸主之。又主久利。

按:

1. 此以伤寒名之，乃广义伤寒。

2. 脏厥与蛔厥的关系

传统观点认为，脏厥与蛔厥是病机不同的两个并立的病名。脏厥是独阴无阳的脏寒证，而蛔厥是寒热错杂证。其理由是，脏厥的临床表现为"脉微而厥，至七八日肤冷，其人躁无暂安时者，此为脏厥"。此显系但寒无热的阳衰证。而蛔厥常吐蛔而烦，烦从火、从热，且主之蛔厥的乌梅丸又寒热并用，故尔称蛔厥是寒热错杂证，与脏厥有别。所以蛔厥与脏厥不可混。因此，将乌梅丸称作治蛔厥的专方，对乌梅丸的方义也都奔治蛔而来，曰蛔："得酸而安，得辛则伏，得苦则下。"可是，如今吐蛔者罕见，我三四十年都未见一例吐蛔者，那么乌梅丸就没有用处了。果真如此吗？非也，我们就经常应用乌梅丸。

我们认为，脏厥与蛔厥，虽病名不同，然病机一也。脏厥是独阴无阳，本质是脏寒无疑。但蛔厥者，仲景亦云："此为脏寒"，二者既然皆为脏寒，也就无本质的差别，所异者，在于吐蛔与不吐蛔，吐蛔者曰蛔厥，不吐蛔者曰脏厥。

3.寒热错杂是如何形成的？

前曰脏厥与蛔厥，本质相同，皆为脏寒证，然热从何来？厥阴之脏寒，自不同于少阴之脏寒。肾为人身阳气之根，而其他脏腑之阳气，乃阳气之枝权。若独阴无阳，必肾阳已亡，根本已离，此为亡阳证，当用四逆辈回阳。若肾阳未亡，仅某一脏腑的阳气衰，犹枝权阳衰，根本未竭，犹未亡也。所以肝的脏寒与肾的亡阳而脏寒是有别的，不应等同视之。既然厥阴的脏寒为蛔厥阳未亡，则馁弱之阳必郁而化热，遂成寒热错杂证。所以，蛔厥有寒热错杂证，脏厥同样有寒热错杂证。此之寒热错杂，是由肝阳虚馁为本、为因，而阳郁化热为果、为标。所以乌梅丸以温肝为主，清热次之。

厥阴病的提纲证，就论述寒热错杂证，而且厥阴全篇，也都是论述寒热错杂证，脏厥与蛔厥之寒热错杂，亦皆符合厥阴病这一基本病机。

4.乌梅丸的应用

历代有些有识医家如喻嘉言等，皆谓"乌梅丸为厥阴篇之主方"，此言诚是。

肝的疏泄功能，主要体现在如下几个方面：

（1）人的生长壮老已整个生命过程，皆赖肝的春生少阳之气的升发疏泄，犹自然界只有春天阳气之升发，才有春生、夏长、秋收、冬藏。无此阳，则生机萧索，生命过程必将停止、终结。

（2）调畅全身之气机："升降出入，无器不有，升降息，则气立孤绝；出入废，则神机化灭。"周身气机之调畅，皆赖肝之升发疏泄。百病皆生于郁，五脏之郁，实由肝郁而发。

（3）人身气血的运行、津液的输布代谢、精的生成排泄、月经来潮、浊物排泄等，皆赖肝的升发疏泄。

（4）木能疏土，促进脾胃的运化功能，促进胆汁的生成与排泄。

（5）调畅情志，肝藏魂，主谋虑，胆主决断，肝与人的情志密切相关。

（6）肝藏血，调节全身血量及血的循环。

（7）肝与胆相表里，肝主筋、爪，开窍于目，在液为泪。

（8）肝病可引起肝经及络属脏腑的病变。

（9）奇经八脉皆附隶于肝肾，故奇经之病，多与肝相关。

（10）肝为罢极之本。

肝具有广泛的功能，故肝失舒启、敷和之性，则必然影响上述各项功能，产生广泛病变。而厥阴篇，只限于肝阳馁弱而产生的寒热错杂之病变，实为肝病的一小部分。如肝热生风、内窜心包、下汲肾水、入营入血等，杂病中的肝经湿热、肝热、肝郁、肝亢等，皆未论及。凡肝阳馁弱，寒热错杂所产生的上述各项功能失调，皆可以乌梅丸为主治之，因而大大扩大了乌梅丸的应用范围。

5.乌梅丸的应用指征

（1）脉弦数减。弦主肝，减为阳气虚馁，数为热。

（2）有一二由肝虚寒热错杂所引起的症状即可。

两项具备，即可以乌梅丸加减以治之。

【第339条】伤寒，热少微厥，指头寒，嘿嘿不欲食，烦躁。数日，小便利，色白者，此热除也。欲得食，其病为愈；若厥而呕，胸胁烦满者，其后必便血。

按：

1. 此以伤寒名之，乃广义伤寒。

2. 本条言伤寒厥阴病的不同转化，可热除，可阳渐复，亦可为寒厥。自"伤寒热少微厥"至"其病当愈"，为第一段。以热少为厥、不欲食、小便利而色白，标志热除。邪退正未全复，但已然欲食，说明胃气渐复，故为愈。烦躁者，热盛有之，阳尚弱者亦有之。

"若厥而呕"至末句，为第二段。若热除厥而呕，胸胁烦满、便血，乃肝阳虚者，阳虚者，脉弦而减。若热郁于内而见上症者，脉当弦数有力。

【第340条】病者手足厥冷，言我不结胸，小腹满，按之痛者，此冷结在膀胱关元也。

按：

1. 以病者相称，乃涵盖外感内伤诸病，皆可出现阳虚之证。

2. 此病机为阳衰冷结。阳衰而肢厥，阳虚阴盛而寒凝，寒凝则气血不通而痛。其病位不在胸，故不结胸；病位在小腹，故称冷结膀胱关元，治当温暖下元。

【第341条】伤寒，发热四日，厥反三日，复热四日，厥少热多者，其病当愈。四日至七日，热不除者，必便脓血。

按：

1. 以伤寒名之，乃广义伤寒。

2. 此以厥热日数之多寡判断寒热之进退。发热日数多者，乃渐化热。热盛下迫而便血。

第339条之便血，乃热除阴盛之便血，因阳虚不能摄血，脉当沉弦无力。本条乃热盛便血，脉当沉而数实。

【第342条】伤寒，厥四日，热反三日，复厥五日，其病为进，寒多热少，阳气退，故为进也。

按：

1. 此仍以厥热日数的增减，判断伤寒厥阴病之阴阳进退，故以伤寒为名冠之。

2. 此厥之日数渐增，乃寒多热少，阳气退阴寒渐盛，故为进。与341条热之日数渐多，为阳进阴退，其病当愈者，互相鉴别。

【第343条】伤寒，六七日，脉微，手足厥冷，烦躁，灸厥阴，厥不还者，死。

按：

1. 此以伤寒名之，乃广义伤寒。凡伤寒、中风、湿热、温病、热病，都可出现亡阳死证。

2. 脉微、厥逆、烦躁，此阳衰已甚，灸以回阳。厥不还者，即阳不复，故死。

3. 灸厥阴，不必拘泥某穴，总以回阳为务，如关元、气海等。阳衰至亡者，莫不因肾阳衰而亡，因肾为阳之根。仅肝阳衰，乃枝杈阳衰，虽重未至亡矣。

【第 344 条】伤寒发热，下利厥逆，躁不得卧者，死。

按：

1. 此以伤寒名之，指广义伤寒。

2. 下利厥逆，且躁不得卧寐，此亡阳也。亡阳发热，乃阳浮于外而热，此阴阳离决，故死。

【第 345 条】伤寒发热，下利至甚，厥不止者，死。

按：

1. 伤寒，指广义伤寒而言。

2. 厥利不止而死，此亡阳也。其热，亦阳浮而热。火热下迫，亦可下利至甚，日达百次，且热郁亦厥，却未必死。频死阶段，皆阳衰或阴竭而亡，未有正气未竭而亡者。

【第 346 条】伤寒六七日不利，便发热而利，其人汗出不止者，死，有阴无阳故也。

按：

1. 以伤寒名之，乃广义伤寒。

2. 伤寒本未下利，"经六七日，突发热而利，且汗出不止"，此亡阳之脱汗，乃阳越而热，亡阳而利，此有阴无阳，故死。

【第 347 条】伤寒五六日，不结胸，腹濡，脉虚，复厥者，不可下，此亡血，下之死。

按：

1. 以伤寒为名，乃广义伤寒。

2.伤寒五六日，病已传变。若水热互结成结胸者，当心下硬满而痛，脉沉紧；若邪传阳明腑实，当腹胀满疼痛拒按，不大便，脉沉实。今仅是腹濡、脉虚、复厥，知无结胸、腑实之证，乃亡血也。亡血禁下，下之死。第385条"恶寒脉微而复利，利止亡血也"，此必亡阳下利致亡血，禁下，下之死。

【第348条】发热而厥，七日下利者，为难治。

按：

1.此无冠名，乃接上条而言。

2.伤寒六日传经毕，七日当阴尽阳升。阳不升而厥利，热乃阳越，病又笃，故难治。

【第349条】伤寒脉促，手足厥逆，可灸之。

按：

1.以伤寒名之，乃广义伤寒。

2.促有二解：一作急促解，即脉数急；一作数中一止解。促当分沉取有力无力，有力者，乃热盛，脉来促急，或热盛阻碍血脉，而数中一止；若促而无力者，乃愈虚愈数，或气血虚，无力相继，致数中一止。

若促为郁火，阳不外达亦可厥，此为热厥，不可灸。若促而无力，则为寒厥，当灸之。

【第350条】伤寒脉滑而厥者，里有热也，白虎汤主之。

按：

1.以伤寒冠名，乃广义伤寒。五类外感病，皆可传入阳明，出现白虎汤证。

2.脉滑，阳盛。仅滑脉，尚不足以诊为白虎证，须脉洪方为白虎汤之典型脉象。"厥"乃热郁于里，阳气不能外达。

烦渴否？大热否？当渴，当大热。有汗否？本当大汗，然热郁肢厥，却未必大汗。白虎之四大具备者，辨之不难，四大不全者，重在脉洪大。

【第351条】手足厥寒，脉细欲绝者，当归四逆汤主之。

按：

1.此无冠名，乃接上条而言。

2."手足厥寒，脉细欲绝"，此乃阳衰之四逆汤之脉证。然本条用养血通经之当归四逆汤，乃阳虚血弱者，其脉当细数而减，尚到不了欲绝的严重程度，为阳虽虚而未甚，兼血弱者。若以姜附回阳，恐辛热之品更耗阴血，故以桂枝、细辛、通草通阳，当归、白芍养血，甘草益气调和诸药。

【第352条】若其人内有久寒者，宜当归四逆加吴茱萸生姜汤。

按：

1.此无冠名，乃接上条而论。

2."内有久寒"，指内脏之沉寒痼冷，多为中焦寒饮，症见脘腹冷痛，或硬满结痛，较当归四逆汤之"手足厥寒，脉细欲绝"阴寒更甚。加吴茱萸以温中止痛散寒，生姜散寒饮，更用清酒以助阳散寒。

3.厥逆脉微，且有久寒，何不用干姜、附子？因其厥乃肝阳虚而厥，且兼血弱，病在肝而不在脾肾，故取当归四逆汤养血通阳，加吴茱萸、生姜、清酒温肝散寒。

【第353条】大汗出，热不去，内拘急，四肢疼，又下利厥逆而恶寒者，四逆汤主之。

按：

1. 此无冠名，乃接上条。

2. 大汗、四肢疼、内拘急、下利、厥逆恶寒，皆阳衰之征。阳衰而脱汗，四肢失于阳之温煦而厥痛，脾肾阳虚而下利，阴寒内盛而拘急。其热不去，且不为汗衰，乃格阳所致，故以四逆汤回阳。

【第354条】大汗，若大下利而厥冷者，四逆汤主之。

按：

1. 无冠名，接前条。

2. 大汗、大下利而厥冷，亡阳也，故以四逆汤回阳。

【第355条】病人手足厥冷，脉乍紧者，邪结在胸中，心下满而烦，饥不能食者，病在胸中，当须吐之，宜瓜蒂散。

按：

1. 以"病人"为名，乃泛指外感内伤百病，故此条之辨治，亦适合外感内伤百病见此证者。

2. "手足厥冷"，当分虚实两大类：虚者，心肾阳衰无力温煦而肢冷，脾虚清阳不能实四肢，肝虚阳气不布而厥，肺虚阳气不能宣发而肢厥。实者，凡六淫、七情、气血痰食等，皆可阻遏气机而为厥。如第350条"脉滑而厥者，里有热，白虎汤主之"，第351条"手足厥寒，脉细而微者"，为阳虚血弱，以当归四逆汤主之。第315条"厥逆无脉"，白通加猪胆汁汤。第317条"手足厥逆，脉微欲绝"，通脉四逆汤主之。皆以脉定证者。

3. 本条之厥，脉乍紧，此乃邪实之脉。其厥，因邪气阻碍气机，阳不达四末而厥。何邪？第 166 条"为胸有寒也"，《金匮要略·腹满寒疝宿食病脉证治》曰："宿食在上脘，当吐之。"《金匮要略·黄疸病脉证并治》曰："瓜蒂散治诸黄"，栀子豉汤吐胸膈郁热。本条乃痰饮邪结在胸。"心下满而烦，饥不能食者"，乃胸中之邪波及胃使然。"其高者，因而越之"，故用吐法。

【第 356 条】伤寒厥而心下悸，宜先治水，当服茯苓甘草汤。却治其厥，不尔，水渍入胃，必作利也。

按：

1. 此以"伤寒"冠名，乃广义伤寒。

2. 此论水厥，乃厥阴病类证。水饮凌心而心下悸，水饮遏阳而为厥，厥悸皆因水而发，故首当治水，水去阳通厥自止，饮不凌心而心自安。

3. 治厥当治水的辩证关系

本条之意，水厥当先治水，若先治厥，则水渍入胃必下利，为误。厥有寒、热、水、气、痰、阳虚血弱、冷结关元、蛔厥、脏厥之分，治法各异。若云先治厥者，取何法治之？若以热厥治之，清下伤其胃，水饮乘虚入胃而下利，固不当。若以寒厥治之，却未必为逆，因水为阴邪，得温而化，虽未丝丝入扣，亦大法不悖，何逆之有。

茯苓甘草汤以桂枝、甘草温振心阳，通阳化气；茯苓渗水；生姜散寒饮，属温阳利水，厥、悸、利同治，并未将治厥与治水截然分开。

【第357条】伤寒六七日，大下后，寸脉沉而迟，手足厥逆，下部脉不至，咽喉不利，唾脓血，泄利不止者，为难治。麻黄升麻汤主之。

按：

1. 此以伤寒为名，乃广义伤寒。

2. 此论寒热错杂，唾脓血泄利之证治。寒热错杂，虚实相兼，证颇繁杂，如何辨识其证，如何理解此方？吾取以方测证来分析。本方由四组方药组成，即解表、清热、温脾、滋阴四组。

一组：桂枝六铢，芍药六铢，炙甘草六铢，麻黄二两半，升麻一两一分。麻黄约合六十铢，为桂枝之十倍，升麻约为二十六铢，为桂枝之四倍多，意在升散，解表透邪。

二组：知母十八铢，黄芩十八铢，石膏六铢。意在清热。

三组：茯苓六铢，白术六铢，炙甘草六铢，干姜六铢。意在健脾温阳。

四组：天冬六铢，白芍六铢，当归一两一分，葳蕤十八铢。意在养阴。

方以麻黄升麻为方名，且量皆重，乃为君药，以升散为主，且方后曰"汗出愈"，当有表证可知。

伤寒六七日，表未解，大下后，正伤邪陷。表热郁于上，阻遏气血，则寸脉沉而迟。此沉迟，当有躁动不宁之感。郁热上灼则咽喉不利，吐脓血，治当清透郁热，以麻黄、升麻、桂枝透之，知母、石膏、黄芩清之。

茯苓、白术、甘草、干姜乃健脾温中，此必大下后伤脾，脾伤而利，故取理中之意温振脾阳。

大下不仅伤阳，亦伤阴。阴阳皆虚而下部脉不至。阴虚，故以天冬、白芍、当归、葳蕤以滋之。

证以寒热虚实并见，方取清透温滋并用。

【第358条】伤寒四五日，腹中痛，若转气下趣少腹者，此欲自利也。

按：

1. 伤寒，广义者。

2. 此胃寒轻者，阴寒下趋小腹而欲利，此下利之先兆。此治未病也，当未利先防。

【第359条】伤寒本自寒下，医复吐下之，寒格更逆吐下，若食入口即吐，干姜黄连黄芩人参汤主之。

按：

1. 伤寒，广义者。

2. 本自寒下，乃阴盛下利。复吐下之，阳气更伤，此即吐下之余，定无完气。阴寒格拒，入口即吐。

阴寒盛而吐利，本当用理中汤，而用干姜黄连黄芩人参汤。用干姜、人参易于理解，而用黄芩、黄连的指征何在？仲景语焉不详。

参第149条半夏泻心汤、第173条黄连汤，亦寒热并用，皆上热下寒或膈热胃寒证。若上热，则寸脉当滑数；胃寒则关当微细。见此脉知为寒热错杂，则本方可用。

【第360条】下利，有微热而渴，脉弱者，今自愈。

按：

1. 以下利名之，乃接上条而言。

2. 上条言"本自寒下"，故本条之下利，亦当为寒下，故脉弱。但脉虽弱，然已微热而渴，乃阳见复之兆，故曰"今自愈"。

【第361条】下利，脉数，有微热汗出，今自愈。设复紧，为未解。

按：

1. 此接第358条之"本自寒下"言。

2. 本自寒下，现已见微热汗出，乃阳复之兆，病有转机，故自愈。本有转机，若将养治疗失当，复见脉紧，乃寒去复来，故未愈。

【第362条】下利，手足厥冷，无脉者，灸之不温，若脉不还，反微喘者，死。少阴负趺阳者，为顺也。

按：

1. 此接第358条，"本自寒下"。

2. 此厥阴寒化、亡阳之死证，厥利脉绝，此亡阳。微喘乃上脱，故死。

【第363条】下利，寸脉反浮数，尺中自涩者，必清脓血。

按：

1. 此无冠名，乃接第358条而言。

2. 本自寒下，脉本当微细，今见寸浮数，寸为阳，浮数皆阳脉，乃阳见复之象。"反"，乃针对寒下之脉而言，寒下脉本当微细，今见浮数，故曰反，实为阳复。"尺中自涩者"，乃下焦精血虚。阴虚阳盛，热伤阴络而清脓血，可用黄连阿胶汤或白头翁加甘草阿胶汤治之。

【第364条】下利清谷，不可攻表，汗出必胀满。

按：

1. 此接第358条"本自寒下"言。

2. 本自寒下，误攻其表，汗出阳更伤。阳伤不运而胀满，此至虚有盛候也。

【第365条】下利，脉沉弦者，下重也；脉大者，为未止；脉微弱数者，为欲自止，虽发热，不死。

按：

1. 此以下利冠之，乃接第359条，论伤寒下利之转归。

2. 此以脉定证，弦主郁，气机不利而下重。脉大者为病进，故未止。若按之有力者邪盛；若按之无力为正虚，气浮而大。脉微弱数者，微弱乃正气虚，数为阳见复，故欲自止，虽发热不死。

【第366条】下利，脉沉而迟，其人面少赤，身有微热，下利清谷者，必郁冒汗出而解，病人必微厥。所以然者，其面戴阳，下虚故也。

按：

1. 此以下利为名冠之，乃接第359条，论伤寒下利之转归。

2. 下利脉沉而迟，乃阴盛也。阴盛阳浮而面少赤，身有微热，此格阳轻者。格阳轻，说明阳气尚有能力与阴寒相争，出现郁冒之状。正胜邪祛，阳气复而通达内外，汗出而解，此汗乃不汗而汗者。正汗出有自汗、狂汗、战汗者，此亦可称为冒汗。

伤寒论冠名法求索

【第367条】下利，脉数而渴者，今自愈。设不差，必清脓血，以有热故也。

按：

1. 此以下利为名冠之，乃接第359条，论伤寒下利热化者之转归。

2. 下利脉数而渴者，乃阳复化热，故自愈。若阳复过而热盛，则必清脓血。

【第368条】下利后脉绝，手足厥冷，晬时脉还，手足温者生，脉不还者死。

按：

1. 此以下利名之，乃接第359条而言。

2. 下利、厥逆、脉绝，亡阳也。晬时，乃一昼夜。若脉还，手足温，乃阳复，可生；若脉一昼夜仍不还者，死。

【第369条】伤寒下利，日十余行，脉反实者死。

按：

1. 此以伤寒下利为名，以脉辨其吉凶顺逆。

2. 下利日十余行，正气当伤，脉当虚，若脉实，此为反。此实，当有虚实之别。实乃邪气盛，为病进，正不胜邪，故死。若脉实坚搏，已无柔和之象，乃胃气败，真气外越，乃真脏脉，主死。《素问·玉机真脏论》曰："真脏脉见者，皆死不治。"

【第370条】下利清谷，里寒外热，汗出而厥者，通脉四逆汤主之。

按： 此与第317条相参，其脉当微细欲绝，或脉不出。

【第371条】热利下重者，白头翁汤主之。

按：

1. 此无冠名，乃接前而言。

2. 此为厥阴热化而为热利下重，以白头翁汤清肝热。

【第372条】下利腹胀满，身体疼痛者，先温其里，乃攻其表。温里宜四逆汤，攻表宜桂枝汤。

按：

1. 此言阳虚下利兼表者。

2. 下利腹胀满，若脉微者，方可予四逆汤温里。若阳虚兼表者，当见寒热、身痛，方可予桂枝汤。脉浮否？因里已虚，虽有表证，脉亦不浮。

"身体疼痛"，邪客经脉可痛；然阳虚，筋脉失于温煦者亦可痛。仅凭身痛，尚难遽断有表证，当见寒热且身痛，方可诊为表证。

3. 阳虚兼表，仲景以表里分段治之，亦可表里同治，如麻黄附子细辛汤、桂甘姜枣麻辛附汤、桂枝附子汤及后世之再造散等，皆双解之剂，可参。

【第373条】下利欲饮水者，以有热故也，白头翁汤主之。

按：

1. 以下利名之，接前条。

2. 厥阴病下利，有寒化热化两途。欲饮水者，乃热化之征。若热盛下利者，以白头翁汤清其热。

【第374条】下利谵语者，有燥屎也，宜小承气汤。

伤寒论冠名法求索

264

按：

1. 此以下利名之，乃接前条。

2. 厥阴下利热化，转阳明腑实而有燥屎者，浊热逼乱神明而谵语，当逐其热结，以小承气汤主之。

【第375条】下利后更烦，按之心下濡者，为虚烦也，宜栀子豉汤。

按：

1. 以下利名之，乃言厥阴下利之转化。

2. "下利后更烦者"，乃厥阴热化之兆。"按之心下濡者"，热未与宿食、糟粕等有形之物相搏结，故称虚烦。此虚，非指正气虚，乃指无形之热耳，热扰而烦，法当辛开苦降，清透郁热，以栀子豉汤主之。

【第376条】"呕家有痈脓者，不可治呕，脓尽自愈。"

按：

1. 此以呕来鉴别厥阴病之寒化热化，故以呕家为名冠之。

2. 痈脓者，多因热，气血腐败而成。呕者，乃病人自身有驱邪外出的倾向。若予止呕，则脓血不得出，痈疡不得愈，为养痈遗患。当令其吐，脓尽而愈。

【第377条】呕而脉弱，小便复利，身有微热，见厥者难治。四逆汤主之。

按：

1. 此以呕名之，乃接前条。

2. "呕而脉弱"，弱乃阴脉，此呕乃虚寒而呕。

"小便复利"，意为原利后不利今复利。何以原来不利？因脉弱，知为阳虚不能气化而不利。"复利"者，因阳衰不能固摄而复利。利与不利，虽表现迥异，然病机则一。

脉弱而厥，身微热者，乃阴盛格阳也。若四肢转温，脉见起，乃阳渐复。若脉仍弱且厥逆，则此热非阳复，乃虚阳浮动，故难治。治当回阳，以四逆汤主之。

【第378条】干呕，吐涎沫，头痛者，吴茱萸汤主之。

按：

1. 此论呕，接上条。

2. 此"干呕，吐涎沫，头痛者"，乃厥阴寒逆而呕，厥寒上干于巅而吐、痛，肝寒则津液聚而为涎沫。何以知为厥阴寒逆所致？因脉弦而减。

【第379条】呕而发热者，小柴胡汤主之。

按：

1. 此以呕为指标，判断厥阴病之转化，故以呕为名冠之。

2. "呕而发热"，此厥阴阳复而热。虚则在脏，实则在腑。厥阴病已然阳复而热，则外达与厥阴相表里之腑，故见少阳证，予小柴胡汤主之。

3. 此为少阳证，仅言发热，未言往来寒热。少阳病热型有三：发热、潮热、往来寒热。

【第380条】伤寒大吐大下之，极虚，复极汗者，其人外气怫郁，复与之水，以发其汗，因得哕。所以然者，胃中寒冷故也。

按：

1. 此以伤寒名之，乃广义伤寒。

2. 此言厥阴病之转化，而以哕为指征，以判断寒热进退，伤寒误予大吐、下、汗，想必是表闭而大汗之，胸中窒塞而吐之，腹胀满疼痛而下之，致耗伤正气，演变为胃中虚冷，外气怫郁。

外气，意指在外之气。何气在外？卫气也。卫气怫郁，推知当无汗、恶寒、头身痛等。故复与之水以发汗，此水当为暖水，如五苓散将息法之"多饮暖水，汗出愈"。胃中寒冷，水遏胃气而为哕，此厥阴寒化者。

【第381条】伤寒，哕而腹满，视其前后，知何部不利，利之则愈。

按：

1. 此以伤寒名之者，乃广义伤寒。

2. 何以哕？气逆而哕。哕者，寒热虚实皆可，其病位，可在肺、肝、肾、脾胃，腑气不降、冲气上逆，皆可致哕，治当或祛邪，或扶正。本条言"利之"，当属广义而言，因虚而不利者，扶正以使其利；邪阻而不利者，祛邪以使其利。"视其前后"，乃指前后阴而言，或尿，或便，亦应包括经水之不利。利之之法，无外补泻两端。

厥阴篇小结

厥阴病的特点是阴尽阳升。阴未尽，阳始萌未盛，最多寒热错杂，其变化有寒化、热化两途。全篇都是以不同指标讨论寒热进退、转化问题。

一、寒热错杂

（一）第 326 条：厥阴病提纲，揭示了厥阴病的特点为寒热错杂

（二）以脉为指征，判断寒热之转化

第 327 条：以脉为指征判断阳复，脉微浮为欲愈，不浮为未愈。

第 333 条：脉迟者寒，误寒之死。

第 343 条：脉微，厥冷烦躁，死。

第 347 条：脉虚复厥，此亡血，下之死。

第 350 条：脉滑而厥，白虎汤主之。

第 351 条：脉细欲绝，厥逆，当归四逆汤。

第 352 条：内有久寒，当归四逆加吴茱萸生姜汤。

（三）以厥、热日数判断阴阳之进退

第 331 条：先厥后热者，利止；复厥者利不止。

第 332 条：热六厥九，除中；热续在者，愈；热过则为痈脓。

第 334 条：先厥后热，阳复利止。热过，则便脓血。

第 335 条：热厥，应下之……与寒厥鉴别。

第 336 条：厥五热亦五，不厥者自愈。

第 337 条：厥之定义与病机。

第 339 条：热厥，热除愈，热过便血。

第 340 条：冷结厥逆。

第 341 条：热多厥少，当愈。

第 342 条：厥多热少，阳气退，病进。

第 343 条："厥不还者"，乃但厥无热，独阴无阳，死。

（四）以时判断阴阳之进退

第328条：厥阴病欲解时，从丑至卯上。

（五）以渴欲饮水为指征，判断阴阳进退

第229条：厥阴病，渴欲饮水者，少少与之愈。

（六）以下利为阴阳进退判断指征

第344条：发热、下利厥逆，躁不得卧者死。

第345条：发热、下利，厥不止者死。

第346条：忽发热下利，汗出不止者死。

第348条：发热而厥，下利，难治。

第353条：下利厥逆，发热、大汗、内拘急、四肢痛、恶寒者，四逆汤主之。

第354条：利而厥冷者，四逆汤主之。

第360条：下利微热而渴，脉弱者，今自愈。

第361条：下利脉数，有微热汗出，今自愈。

第362条：下利，厥逆无脉，反微喘，死，乃下竭上脱。少阴负趺阳者，为顺也，为胃气胜阴气。

第363条：下利寸脉反浮数，尺中自涩者，必清脓血。乃阳盛阴虚。

第364条：下利清谷，不可攻表，此虚寒利。

第365条：下利脉沉弦，下重，乃阴结。脉大者为未止，乃病进，脉微弱数者为自愈。

第366条：脉沉而迟，面少赤，有微热，下利清谷，必郁冒，汗出而解。此下虚阳浮，冒汗解。

第367条：下利脉数而渴，今自愈，乃阳复。不差，必清脓血，以有热故也。

第368条：下利后脉绝，手足厥冷。晬时脉还，手足温者生，脉不还者死，乃亡阳也。

第 369 条：下利脉实，死。

第 370 条：下利，格阳，里寒外热，通脉四逆汤主之，此为寒化。

第 371 条：热利下重，白头翁汤主之，此为热化。

第 372 条：下利、腹胀、身痛，此寒化。

第 373 条：下利欲饮水，以有热故也，白头翁汤主之，此乃热化。

第 374 条：下利谵语者，有燥屎也，宜小承气汤，此为热化。

第 375 条：下利热郁而烦，栀子豉汤，此为热郁。

（七）以呕哕为指标，判断寒热之进退

第 376 条：呕家有痈脓者，不可治呕，脓尽则愈。

第 377 条：呕而脉弱，见厥难治，四逆汤主之，此为寒化。

第 378 条：呕而吐涎沫，头痛者，吴茱萸汤主之，此为寒化。

第 379 条：呕而发热，小柴胡汤主之，此为热化。

第 380 条：哕，胃中寒冷，此为寒化。

第 381 条：哕而腹满，视其前后，利之愈，此为实证，热化。

（八）治疗

第 338 条：寒热表实错杂——乌梅丸，厥阴篇主方。

第 357 条：寒热虚实错杂——麻黄升麻汤。

第 359 条：寒热错杂——生姜黄连黄芩人参汤。

（九）鉴别

第 335 条：寒厥。

270

第 338 条：蛔厥。

第 339 条：热厥。

第 340 条：冷结关元而厥。

第 350 条：热厥——白虎汤。

第 351 条：阳虚血弱而厥——当归四逆汤。

第 352 条：阳虚血弱，内有久寒——当归四逆加吴茱萸生姜汤。

第 355 条：厥逆脉乍紧，邪结胸中，瓜蒂散吐之——痰食厥。

第 356 条：水厥——伤寒厥而心下悸，茯苓甘草汤。

结　语

自古注伤寒者，多云厥阴篇驳杂紊乱，实则井然有序。

厥阴乃阴尽阳生之脏，阴未尽，阳始萌，最多寒热错杂之证。然阴阳有进退盛衰，故厥阴病又有寒化、热化两途。厥阴全篇的主线，就是论寒热错杂，及寒化热化两途。

何以辨其寒化、热化？仲景从多角度、多指标进行辨别，如厥热日数、下利、呕哕、咽痛、脉象等，使人感到一会言厥热，一会言呕哕，一会言利，一会言咽痛，其中又有水厥证及瓜蒂散等相鉴别，使人有零乱杂芜之感，实则是以不同症状来辨其寒热进退。抓住厥阴病的主线再读，则纲举目张，结构严谨。

第九章　辨霍乱病脉证并治

【概述】

一、霍乱的概念

霍乱是急性病，以上吐下泻为主要临床表现。因吐泻交作，耗损正气，挥霍缭乱，故名霍乱，非专指霍乱弧菌引起的霍乱。

二、霍乱病因病机

霍乱多因饮食不洁，冷热不调，或感受疫疠之气，使清浊相干，升降失司，吐泻交作。《灵枢·五乱》篇云："清气在阴，浊气在阳，营气顺脉，卫气逆行，清浊相干，乱于肠胃，则为霍乱"。《素问·六元正纪大论》曰："太阴所主，为中满霍乱吐下。"指明霍乱病因是清浊相干，病位是脾胃与肠，病机是升降逆乱，临床特点是吐泻并作。

三、霍乱分类

霍乱有湿霍乱与干霍乱两类。上吐下泻，挥霍缭乱者，称湿霍乱；欲吐不吐，欲泻不泻，烦闷绞痛者，为干霍乱。

霍乱有因寒因暑之异，又有寒霍乱与热霍乱之分。本篇所论为寒霍乱，并不包括热霍乱。

因为本篇是霍乱之专篇，故以霍乱名之，不再探讨每条之冠名法。

【各论】

【第 382 条】问曰：病有霍乱者何？答曰：呕吐而利，此名霍乱。

按：此论霍乱的主要临床特征，为霍乱病之提纲证。

中医所称之霍乱，泛指多种急性胃肠道疾病，可包括干、湿、寒、热霍乱，即后世之食物中毒、急性胃肠炎、霍乱、副霍乱等。

【第 383 条】问曰：病发热，头痛，身疼，恶寒，吐利者，此属何病？答曰：此名霍乱。霍乱自吐下，又利止，复更发热也。

按：

1.此论霍乱兼表者。

2.霍乱可由外邪引发，可有表证。寒热并作，头身痛，此即表证，外邪传里而吐泻。

何以"利止，复更发热也"？外邪传入阳明，可协热下利，亦可与糟粕相结而为阳明腑实，转为阳明腑实则下利止。阳明为热极，故更发热而不恶寒。

【第 384 条】伤寒，其脉微涩者，本是霍乱，今是伤寒。却四五日，至阴经上，转入阴，必利，本呕，下利者，不可治也。欲似大便而反矢气，仍不利者，属阳明也，便必硬，十三日愈。所以然者，经尽故也。下利后当便硬。硬则能食者愈，今反不能食，到后经中，颇能食，复过一经能食，过之一日当愈。不愈者，不属阳明也。

按：

1.该篇本论霍乱，何以本条又突以伤寒为名冠之？概霍乱亦属广义伤寒范畴，并非在广义伤寒之外另有一种外感病。

2.本条可分四段述之。

第一段由开头到"不可治也"。本是霍乱，经吐利正气耗伤，其脉微涩，与伤寒之阴证同，故曰今是伤寒。霍乱本吐利，转入阴经，其利益甚，故不可治也。

第二段由"欲似大便"至"下利后当便硬"。霍乱表邪入里，传入阳明，下利津伤，燥热内结，成阳明腑实，腑气不通，反矢气而便硬不下。

第三段由"硬能食"至"过之一日当愈"。经吐利后，津伤化燥而便当硬。若屎硬而能进食者，此胃气复。此便硬，亦因津液一时未复而硬，待胃气复，饮食进，津液充，肠得濡，便自下而愈，此亦传经已尽。正如第8条所云："太阳病头痛，七日以上自愈者，以行其经尽故也"，第9条："表解而不了了者，十二日愈。"

第四段"不愈者，不属阳明"。这句话说明霍乱的传变，并无一定路径，或传阳经，或传阴经；或热化，或寒化；或伤阳，或伤阴；或成劳损。总之，要灵活辨证，观其脉证，知犯何逆，随证治之。没有僵死之套路，一切都在变，一切都须辨。辨，乃《伤寒论》之灵魂、精髓。

【第385条】恶寒，脉微而复利，利止亡血也，四逆加人参汤主之。

按：

1.此无冠名，乃接上条"伤寒"而言。

2.恶寒、脉微、复利，皆阴寒内盛之象。

其利止者，非阳复病愈，乃"亡血也"，化源已竭，已无物可泄而利止。方以四逆汤回阳，人参大补元气。

【第386条】霍乱，头痛发热，身疼痛，热多，欲饮水者，五苓散主之。寒多不用水者，理中丸主之。

按：

1. 前两条皆以伤寒名之，本条突又以霍乱名之，何以不都以伤寒相称，或都以霍乱为名？概以伤寒名之者，乃指霍乱可因广义伤寒之伤寒、中风、湿温、温病、热病转化为吐利之霍乱病；而以霍乱名之者，在于强调外感病中以急性吐泻、挥霍缭乱为特征者，非外感病之外另有霍乱病也。《伤寒论》中三阳三阴病，皆可出现吐泻的表现，但都有一定的病程才出现，而且吐泻程度不像霍乱那样剧烈，对正气的耗伤也不像霍乱那样迅疾。以伤寒名之者，言其致病原因广；以霍乱名之者，言其吐泻发病急，吐泻剧烈，对正气耗损迅疾。

2. 既以霍乱为名冠之，则当有呕吐下利之症，正如382条所云："呕吐而利，此名霍乱"。

"头痛发热，身疼痛，热多，欲饮水者，五苓散主之。"五苓散乃太阳病膀胱蓄水主方。发热身痛，乃表未解；欲饮水者，必因口渴；未言小便不利，乃省略之笔。五苓散解表利水，与本条之证符，故亦用五苓散主之。

3. "寒多不用水者"，其吐泻因阳虚而作，故以理中丸扶其中阳。

【第387条】吐利止，而身痛不休者，当消息和解其外，宜桂枝汤小和之。

按：

1. 此无冠名，接上条而言。

2. "吐利止"，乃大病已愈，然营卫尚未复，营卫不通而身痛。桂枝汤益中调营卫，身痛可除。

第288条、297条、383条、385条、387条，皆言利止，但病机预后不同。

第288条为阳复而利止，可治；第297条为阳亡，阳上越而利止，死；第383条为转入阳明而利止；第385条因亡血，而利止；本条为里气已和而利止。

【第388条】吐利汗出，发热恶寒，四肢拘急，手足厥冷者，四逆汤主之。

按：

1. 此无冠名，接前条之霍乱而言。

2. 本条诸症，皆阳虚所致。阳虚阴盛而吐利汗出，阳衰不能温煦四肢而四肢拘急，手足厥冷。其恶寒者，乃阳虚而寒；其发热者，乃虚阳浮动而热，故主以四逆汤。

【第389条】既吐且利，小便复利，而大汗出，下利清谷，内寒外热，脉微欲绝者，四逆汤主之。

按：

1. 此无冠名，亦接前之霍乱而言。

2. 本条诸症，皆一派阴寒之象。病机为"内寒外热"，当有虚阳浮动的躁热、面红之表现，条文中未言者，乃省略之笔，当推而可知。

【第390条】吐已下断，汗出而厥，四肢拘急不解，脉微欲绝者，通脉四逆加猪胆汁汤主之。

按：

1. 此无冠名，亦接前条霍乱而言。

2. "吐已下断"，因吐后气津皆伤，气衰液竭，已无物可下，故下利亦止。并非阳复欲愈，乃化源已竭，危证。

"汗出"，乃脱汗，脉微欲绝、厥逆、四肢拘急，皆亡阳之象。

3. 予通脉四逆汤，乃急救回阳通脉，加猪胆汁乃反佐法，防其格拒。

所谓防其格拒，其义有二：一是防其拒不受药，服药即吐，反佐之，即伏其所主，先其所因；二是防脉暴出，阳暴脱。

【第391条】吐利发汗，脉平，小烦者，以新虚，不胜谷气故也。

按：

1. 此无冠名，乃接前条霍乱而言。

2. "吐利"，是霍乱的主症。"发汗"，是发汗法。

以汗法治霍乱之吐利，并未出现汗后的逆症，说明汗法尚对证。用汗法所治之霍乱吐利，必因表邪内陷所致。如第32条："太阳阳明合病者，必自下利，葛根汤主之。"其意与本条同，以汗出解表且提取下陷之邪，此乃逆流挽舟之法。

3. "小烦"，是吐利之后，胃气尚未复原，若饮食失当，难以消磨，致食不化而微烦，此即"新虚不胜谷气也"。

4. "脉平"，平可有三解：一是常人之脉，此无病之脉；二是病者患病之前的素体脉，因人体质而异，有浮沉、迟数、大小、强弱之别；三是三部脉之大小、迟数、强弱均等，谓之平脉。本条之脉平，因经霍乱吐利，又经发汗，不可能立即恢复为常人之脉，亦不可能立即恢复到病前之素体脉，而是邪已退，脉已缓之脉象。

霍乱病篇小结

霍乱病篇共 10 条。霍乱以急性吐利为特征，有寒热之分。

一、第 1 条为霍乱之特征

二、热化

第 383 条、384 条：霍乱热证。

第 386 条：为霍乱吐利，水蓄表热不解者。

三、寒化

第 385 条、386 条、388 条、389 条、390 条：皆阳衰阴盛之寒霍乱。

四、善后及调理

第 387 条：大病后身尚痛，以桂枝汤和解其外。

第 391 条：吐利后，新虚不胜谷气，以饮食消息之。

第十章　辨阴阳易、差后劳
复病脉证并治

【概述】

阴阳易，即男女之间相互传染的一种疾病。缘于伤寒热病初愈，房事不慎。男易于女，曰阳易，女易于男，曰阴易。

差后劳复之劳，包括劳心、劳力、房劳，皆大病之后，将养失宜，使病又复发，称为劳复。

仲景将阴阳易与劳复列于六经病后，意在强调病后之调养，防患于未然。

【各论】

【第392条】伤寒阴阳易之为病，其人身体重，少气，少腹里急，或引阴中拘挛，热上冲胸，头重不欲举，眼中生花，膝胫拘急者，烧裈散主之。

按：

1.“伤寒阴阳易”，是复名。“伤寒”，指广义伤寒。“阴阳易”，是专病之病名，指大病之后，余毒未尽，房事不慎，男女相互交感之病。之所以采用复名法，意指广义伤寒之五种外感病，皆可因余毒未尽而房事不慎，出现阴阳易之病。

阴阳易，当包括性传染病一类疾病。《伤寒论》约400条，何以阴阳易仅此一条？盖因列此条者，警示世人大病差后，当慎房事，静心寡欲善调养，否则易发生性传染病，而不是专讲性传染病。至于性传染病的各种证型、传变，当于六经病中求之。因《伤寒论》乃包括百病，性病亦不例外，故仅此一条。

2. 大病之后，精气皆伤，气虚而"身重少气，头重不欲举"。"少腹里急，引阴中拘挛，膝胫拘急"，皆阴血不足，筋脉失濡而拘急之象。"热气上冲胸，眼中生花"，皆余热上扰之兆。由上可见，阴阳易乃气阴两虚，虚热上冲之证。

3. 烧裈散，即取男女裈裆处，烧灰成散。现卫生条件已远非汉代可比，积垢日久之裈裆已难觅，已无实用价值，存之可也。

【第 393 条】大病差后劳复者，枳实栀子豉汤主之。

按：

1. "劳复"是一专有病名，指上病差后，将养失宜，因劳而病复发者。

2. 本条关于劳复之因、之脉证皆未讲，据方测证，当为气滞热郁。推测其症，可见胸满、心烦懊恼不得眠等，脉当沉数。栀子豉汤乃宣透胸膈之郁热；加枳实宣畅气机，更利于胸膈郁热之透达。

3. 阴阳易可看成是劳复的一部分，因劳复包括房劳。

【第 394 条】伤寒差以后，更发热，小柴胡汤主之。脉浮者，以汗解之。脉沉实者，以下解之。

按：

1. 此以"伤寒差后复热"复名冠之。

2. "差后更发热"，以小柴胡汤主之，未言脉证。其脉当为弦数减。"弦"主少阳郁结；"数"为邪气因入，结于胁下；"减"为少阳病有血弱气尽，半虚、半阴的一面。

此热型，未言寒热往来，仅言发热，此亦小柴胡热型之一。

3. "脉浮者"，以"浮"作为表证的主要代表指征，他症未详述。若脉浮而热者，此为表热，故汗而解之。

4. "脉沉实者，以下解之"。发热而以下法解之，此热，当为阳明腑实之热，本条未详述阳明腑实之其他症状，仅言脉沉实，作为阳明腑实的主要特征。余称阳明腑实判断标准应具脉征、腹征、舌征。脉沉实，即是阳明腑实之脉征，故可下之。

脉浮、脉沉实，皆是以脉定证，法据证出，方依法立，充分体现了仲景的辨证体系。

【第395条】大病差后，从腰以下有水气者，牡蛎泽泻散主之。

按：大病之后，正虚未复，导致湿热壅滞，水气不行，见腰以下肿胀、小便不利等，治以牡蛎泽泻散，利小便，逐水饮。

【第396条】大病差后，喜唾，久不了了，胸上有寒，当以丸药温之，宜理中丸。

按：

1. 此无冠名，乃接前条之"伤寒差以后"。

2. 何以喜唾？乃多涎而唾之，大病差后，阳气未复，脾主运化，肺为水之上源，脾肺阳虚，津蓄为涎，脾为涎，涎多而唾，故喜唾，久不了了。予理中丸，温脾肺之阳，涎化而唾止。

【第397条】伤寒解后，虚羸少气，气逆欲吐，竹叶石膏汤主之。

按：

1. 以伤寒为名，乃广义伤寒。

2. 伤寒解后，即大病新差，津气未复，至虚羸少气；余热未尽，余热壅胃而气逆欲吐。以竹叶石膏汤益津气，清余热，降逆止呕。

【第398条】病人脉已解，而日暮微烦，以病新差，人强与谷，脾胃气尚弱，不能消谷，故令微烦，损谷则愈。

按：

1. 以病人为名之，泛指百病。

2. "脉已解"，指病脉已解，因脾胃气尚弱，可见脉缓减或略弱。强与之食，谷难化，致日暮微烦，损谷则愈。本条强调病后将养之法，不可过食，当糜粥自养，正如桂枝汤将息法所云：禁生冷、黏滑、肉面、五辛、酒酪、臭恶等物。

小　结

一、阴阳易部分仅一条，其意义在于指出疾病有性传播者。所列烧裈散，由于时代变迁，积垢烧裈难觅，已失应用价值，但提示人体某些分泌物质，或对性传播疾病有一定治疗价值，如某些激素或抗体等。

二、差后劳复部分，第393条是差后郁热未尽。第394条是讲大病差后，余邪未解者，邪在少阳，以小柴胡汤主之；邪在太阳，以汗解之；邪在阳明，以下解之。第395条是腰以下有水气者，以牡蛎泽泻散利水。第 396 条言大病差后，阳虚多涎唾者，以理中丸主之。第 397 条言大病差后，气阴已伤，余热未尽者，以竹叶石膏汤主之。第 398 条言大病初愈，胃气尚弱，饮食调养之法，不可强与谷，当损谷则愈。

此篇提示大病差后的调理及将养法，以免劳复。

跋

本书在完稿之后，意犹未尽，再写几句，以便理清头绪。

1. 撰写此书的初衷。鉴于中医学既面临着振兴的大好机遇，又面临着生死存亡的挑战，其原因固多，然中医队伍学术思想的混乱，乃是一致命死穴。当务之急是理清中医传承发扬的道路，因此，斗胆高喊"溯本求源，平脉辨证"。

本在何处，源在何方？《内经》《难经》奠定了中医理论基础，而仲景创立了辨证论治体系，使医经与经方、理论与实践紧密结合，融为一体，终于建成了中医学巍峨大厦。此乃中医振兴之康庄大道，舍此别无他途。欲登仲景辨证论治之殿堂，首先要彻悟仲景是如何创立辨证论治体系的，是如何运用这一辨证论治体系的。

2. 仲景将外感内伤百病揉在一起，欲提炼出一个共同的辨治规律，其难度甚于蜀道，必然有着缜密的构思与布局。度其构思，主要采取三个方法：一是详加分类，并予以冠名；二是以脉为据以定证；三是医经与经方相合以论治。

"科学者，分科之学也。"根据纷纭复杂的百病之性质、病位、程度、病势以分类，此四者即证，也就是以证为核心进行分类。分类之后，予以冠名，知其名，则知该病的性质、病位、程度、病势，纲举目张，提纲挈领，全局在胸。

3. 仲景是如何分类、布局的？首先，依《内经》理论，将百病分为阴阳两大类。阴阳各有多寡进退，又将阴病阳病进而分为六病，即三阳病与三阴病。但六病又有表里虚实寒热、合病并病、兼夹传变的无穷变化，因而仲景又在六病基础上，进行多层次的分类，直分到每个人、每个时空的具体的证，这就是中医的个体化。

整本《伤寒论》的布局，三阳言阳盛之病，三阴言阴盛之病。

太阳为阳盛，阳明为阳极，少阳为半阴半阳。太阴为阴中至阴，言脾胃阳衰。少阴为阴中之阴，言心肾阳衰。然少阴为水火之脏，有寒化热化两途。厥阴为阴中之阳，阴尽阳生之脏，最多寒热错杂及寒化热化。此即以阴阳进退为纲，六病之大体布局。霍乱、劳复、阴阳易，虽以专病名之，其辨治规律亦不逾六经体系。

伤寒六病381条，太阳独占三篇，共178条，何其独大？太阳上篇主要讲太阳表虚之桂枝汤证；太阳中篇主要讲太阳表实的麻黄汤证；下篇主要讲太阳坏病。六病之兼夹传变，皆详列于太阳篇中，他篇不再复赘，故太阳篇独大。而少阳篇仅区区10条，太阴篇仅有8条，何也？因其传变兼夹诸证，已列太阳篇中，故略之。

4.六病如何冠名？六病依阴阳进退而冠名，分三阳三阴病。六病之中又依证而有多层次分类。

如以太阳病为名冠之者，有以性质而名之者，有以病位名之者，有以传变名之者，有以类证名之者，虽皆称太阳病，其所指有别。有以"病"冠名者，乃涵盖外感内伤百病。有以伤寒名之者，指外感病而言，然有广义与狭义之分。有以脉或症名之者，乃接前条而言。其命名，所指不同，当吃透本条之意义，并前后互参，方能准确地把握，才能做到纲举目张，把握全局。

至于平脉辨证及与经方相合，另书述之。

李士懋　田淑霄

2014 年 10 月